主 编

张玲娟 席惠君

新入职护士规范化培训

护理操作流程

与

考核标准

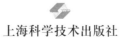

上海科学技术出版社

图书在版编目（CIP）数据

新入职护士规范化培训：护理操作流程与考核标准 / 张玲娟，
席惠君主编 . —上海：上海科学技术出版社，2018.1(2021.1重印)
ISBN 978-7-5478-3670-5

Ⅰ. ①新… Ⅱ. ①张… ②席… Ⅲ. ①护理学 - 技术操作规
程 Ⅳ. ① R47-65

中国版本图书馆 CIP 数据核字（2017）第 188192 号

新入职护士规范化培训：护理操作流程与考核标准
主编 张玲娟 席惠君

上海世纪出版（集团）有限公司
上海 科 学 技 术 出 版 社 出版、发行
（上海钦州南路 71 号 邮政编码 200235 www.sstp.cn）
苏州望电印刷有限公司印刷
开本 889×1194 1/32 印张 5.75
字数 150千字
2018年1月第1版 2021年1月第4次印刷
ISBN 978-7-5478-3670-5/R·1418
定价：48.00元

内容提要

本书是为新入职护士护理技术培训及考核编写的指导用书。全书共35章，涉及临床常用的护理技术35项。本书系统总结了35项常用护理技术操作规程，对每项技术的目的、操作前评估、操作前准备、操作步骤、操作后评价等进行了阐述，并按照核心指标、重要指标、普通指标量化了每项操作技术的考核评价指标，规范了各项护理操作技术流程与关键步骤，力求将35项常用护理技术操作各环节剖析透彻。本书具有很强的科学性、先进性、实用性和可操作性，便于新入职护士理解和掌握。

编写人员名单

主 编
张玲娟　席惠君

主 审
黄叶莉

副主编
陆小英　李冬梅　沈峰平　王立芬　张丽君

编 者
（以姓氏汉语拼音为序）

曹　洁　　陈玉婷　　董惠娟　　傅利勤　　龚利军　　韩文军
侯明君　　黄菲菲　　来　娟　　李建萍　　毛燕君　　钱火红
沈美芳　　万　蓬　　王全珍　　张　玲　　张红燕　　张伟英
周　励　　周蓉珏　　朱咏梅　　庄海花

序　言

▼

　　2017 年是推进和落实"十三五"《全国护理事业发展规划（2016—2020 年）》的关键之年。规划中明确提出要建立"以需求为导向，以岗位胜任力为核心"的护士培训制度，重点加强新入职护士、专科护士、护理管理人员等的培训，切实提高护理人员专业素质和服务能力，为实现"健康中国 2030"远景目标奠定坚实的基础。目前，我国临床护理教育和培训的改革正处在初级阶段，亟需建立贴合临床实际、客观反映临床护理质量的评价与保障体系。护理人员的职业素质和工作能力是临床护理质量和患者安全的基石。如何建立多维度、全方位、立体化的临床教育和培训考核系统，是提升护士专业技能和专业素养的重中之重。国家卫生和计划生育委员会 2016 年颁布的《新入职护士培训大纲（试行）》，对培训的计划、内容、形式都做了明确要求，而如何客观评价护士对护理技能掌握的差异性、如何发现培训的薄弱环节，是值得我们探索的重要问题。

　　《新入职护士规范化培训护理操作流程与考核标准》一书由上海长海医院护理团队执笔，在借鉴国外先进的培训理念、方法与评价的基础上，积极开展临床护理操作评价指标的科学研究与探索改革，秉承"以患者为中心"的理念，聚焦"医源性感染控制""护士岗位核心能力提升"两个重点，通过专家访谈、头脑风暴、专家咨询等方法，对原有护理操作的每一个步骤进行了重要性评估，从而获得具有区分度的考核评估指标与权重，使临床护理操作的评价体系更具科学性、可靠性和公平性，为客观、准确评估临床操作掌握程度，洞察、筛查培训薄弱环节，发现、完善培训内容和方法，提供科学、有效的检测工具，从而确保患者安全、预防医院感染、提升临床护士核心能力。

该书共涵盖了国家卫生和计划生育委员会 2016 年颁布的《新入职护士培训大纲（试行）》中新入职护士培训必须掌握的 27 项操作以及其他 8 项临床常见操作。根据考核指标的重要程度将其分为核心指标、重要指标和普通指标三类，每一项临床护理操作技能评价标准均由该三类指标组成，根据考核综合成绩将其划分为 A、B、C、D 四个等级。并将 35 项护理操作规范流程及考核标准在临床进行了应用验证，结果显示该考核系统重点、难点突出，区分度明显，是一种科学有效的临床护理操作技能评价体系。

临床护理操作技能是护士专业能力的重要组成部分，也是护士从事护理工作的必备条件和基本功。希望该书能将上海长海医院这项创新性的实践带给广大护理同仁们，对护理管理者强化临床护理培训效果，提高临床护士实践能力有一定的启迪和参考。

中华护理学会理事长

2017 年 9 月

前　言

　　护理操作是临床护士必须掌握的护理技能。护士规范严谨地执行护理操作流程，是护理质量与患者安全的重要保证。随着国家卫生和计划生育委员会对优质护理服务示范工程的不断推进，人民群众健康需求的日益提升，对临床护理工作的内涵和质量提出了更高要求。与此同时，国家卫生和计划生育委员会号召开展的新护士规范化培训，也对临床护理师资队伍的专业能力提出了更高要求。为了迎接新时期临床护理操作技能培训与考核工作面临的巨大挑战，遵循"以患者为中心"的人文理念，完成"提高护理服务质量"的终极目标，我们组织编写了此书。

　　本书的编写原则及指导思路是力求科学实用、可操作性强。主编和编者们均长期从事临床护理、护理管理、护理教学工作，她们参考大量国内外权威的护理书籍，引进科学先进的护理理念，将丰富的临床实践经验与前沿理论相结合，仔细钻研国家卫生和计划生育委员会下发的《全国卫生系统护士岗位技能训练和竞赛活动护理技术项目考核要点》，将操作流程及考核标准加以完善和细化，最终形成了35项常用护理操作技能的规范流程及考核标准。

本书内容新颖、先进、科学。在前期咨询专家的基础上，编者们创造性地将每项护理操作的考核要点根据其重要程度及技术难度，区分为核心指标、重要指标和普通指标，让护士明确了解护理技能操作流程中的关键步骤与要求，做到操作技能的练习和考核更加有的放矢。本书还确定了各项护理操作技能考核标准的分级评价指标，将护士考核成绩划分为：A（优秀）；B（良好）；C（合格）；D（不合格）。临床操作培训的实践验证，本考核的评价结果能够体现护士操作过程中的真实能力，体现公平性、一致性，有助于提高专科护理技术水平，使护理措施的落实更具安全性和有效性。

本书的编写弥补了传统的护理操作技能规范流程及考核标准指导用书的不足，强调精湛、人性化的护理操作技能，对提升护士的专业服务内涵，实施全程优质的护理服务具有很强的指导意义。本书适用于临床护理人员，尤其是新入职护士的护理技能学习、培训和考核。

张玲娟

2017 年 8 月

目　录

一、心肺复苏基本生命支持术操作流程及评分标准　　001

二、无菌技术操作流程及评分标准　　006

三、肌内注射操作流程及评分标准　　012

四、皮下注射操作流程及评分标准　　018

五、生命体征监测技术操作流程及评分标准　　023

六、密闭式静脉输液技术操作流程及评分标准　　029

七、静脉采血 / 静脉备血技术操作流程及评分标准　　035

八、密闭式静脉输血技术操作流程及评分标准　　042

九、皮内注射操作流程及评分标准　　047

十、氧气吸入技术操作流程及评分标准　　053

十一、鼻饲技术（含插胃管）操作流程及评分标准　　058

十二、灌肠（大量不保留灌肠）技术操作流程及评分标准　　064

十三、穿脱隔离衣技术操作流程及评分标准　　069

十四、导尿技术操作流程及评分标准　　075

十五、经气管插管 / 气管切开吸痰术操作流程及评分标准　　081

十六、 六步洗手法操作流程及评分标准 086

十七、 痰标本采集法操作流程及评分标准 090

十八、 物理降温法（冰袋及温水擦浴）操作流程及评分标准 094

十九、 血糖监测操作流程及评分标准 098

二十、 口腔护理技术操作流程及评分标准 102

二十一、 氧气驱动雾化吸入疗法操作流程及评分标准 106

二十二、 心电监测技术操作流程及评分标准 110

二十三、 除颤技术操作流程及评分标准 115

二十四、 口服给药法操作流程及评分标准 120

二十五、 胃肠减压技术操作流程及评分标准 123

二十六、 静脉注射技术操作流程及评分标准 128

二十七、 患者约束法操作流程及评分标准 133

二十八、 轴线翻身法操作流程及评分标准 137

二十九、 患者搬运法操作流程及评分标准 141

三十、 膀胱冲洗操作流程及评分标准 150

三十一、 动脉血标本采集技术操作流程及评分标准 154

三十二、 换药技术操作流程及评分标准 158

三十三、 静脉留置针技术操作流程及评分标准 162

三十四、 输液泵／微量泵技术操作流程及评分标准 167

三十五、 血氧饱和度监测技术操作流程及评分标准 171

心肺复苏基本生命支持术操作流程及评分标准

▼

·定义·心肺复苏术亦称基本生命支持术，是针对因各种原因导致的心搏骤停患者所采取的抢救措施，即用心脏按压或其他方法形成暂时的人工循环，恢复心脏自主搏动和血液循环，用人工呼吸代替自主呼吸，达到恢复苏醒和挽救生命的目的。

·适应证·适用于突发心脏病、溺水、窒息或其他意外事件造成的意识昏迷并有呼吸及心跳停止状态，因各种原因所造成的循环骤停（包括心搏骤停、心室纤颤及心搏极弱）。

·操作流程·

素质要求 → 服装整洁、仪表端庄

↓

口述：急救物品呈备用状态（抢救车、按压板、特护单、笔、手电筒、必要时备踏脚凳） → 准备用物

↓

评估 ← 1. 判断意识：呼叫患者，轻拍患者肩部，口述：意识丧失
2. 判断呼吸：快速蹲下看胸部有无起伏，口述：呼吸消失

↓

1. 口述：大动脉搏动消失
2. 移开床头柜，判断颈动脉搏动（5~10 s）：示指和中指指尖触及患者气管正中部（喉结）旁开2指至胸锁乳突肌前缘凹陷处
→ 看时间，按床头铃呼叫送急救物品

↓

胸外按压（5个循环） ← 3. 去枕平卧，将床放平，拉开被子，垫按压板，解开衣扣，暴露前胸部，松开裤腰带
4. 部位：胸骨中下1/3交界处
5. 定位方法：右手示指与中指并拢，沿患者左侧肋缘滑动至平剑突下缘切迹处，放平双指，左手掌根部置于右手示指旁，右手掌按压于左手背上，手指并拢，手指翘起不接触胸壁
6. 按压要点：左手掌根部接触按压部位，双肘关节伸直，利用上身重量垂直下压使胸骨下陷至少5 cm不超过6 cm，迅速放松使胸廓充分回弹，手掌不离开胸廓，连续按压30次，每30次按压控制在15~18 s，按压时观察患者面部

↓

采取仰面抬颏法：左手置于患者前额，手掌用力压以使其头后仰，右手指放在靠近额部的下颌骨下方，托起下颌骨。检查口腔，去除义齿、异物，清除口鼻分泌物
→ 判断颈动脉搏动（5~10 s）

↓

开放气道

↓

捏鼻，正常吸气、口对口密封，用力吹气，见胸廓抬起即可松鼻，抬头观察，重复2次，每次吹气时间不少于1 s
→ 人工呼吸（5个循环）

↓

胸外按压

↓

1. 胸外按压、人工呼吸交替进行，胸外按压与人工呼吸比为30:2
2. 操作2个循环，口述5个循环
→ 判断颈动脉搏动及呼吸 → 拉衣，判断颈动脉搏动、呼吸，口述：大动脉搏动恢复，呼吸恢复。拉被，保暖

↓

观察面色、呼吸、神志、瞳孔，口述：神志清楚，面色红润，双瞳等大等圆、对光反射存在，呼吸正常
→ 观察病情

↓

安置患者 → 垫枕头，口述：××，你现在病情已基本稳定，马上送你去监护室进一步治疗，床头柜复位，整理用物

↓

洗手、书写特护记录

·注意事项·

（1）复苏过程中头后仰保持气道通畅。

（2）仰头抬颏法开放气道时，手指不要深压下颌软组织，以免阻塞气道。

（3）人工呼吸时送气量不宜过大，以免引起患者胃部胀气。

（4）胸外按压部位要准确，确保足够的频率和深度，尽可能不中断胸外按压。

（5）按压时肩、肘、腕在一条直线上，并与患者身体长轴垂直。按压时，手掌掌根不能离开胸壁；放松后让胸廓充分回弹，以保证心脏得到充分的血液回流。

·相关知识·心肺复苏有效指征如下。

（1）能摸到大动脉搏动，收缩压在 60 mmHg 以上。

（2）口唇、面色、甲床等由发绀转为红润。

（3）出现自主呼吸或呼吸改善。

（4）散大的瞳孔随之缩小，有时可有对光反射。

（5）眼球活动，睫毛反射与对光反射出现。

（6）肌张力恢复或增高。

（7）神志意识改变。

（8）心电图波形有改变。

·附图·

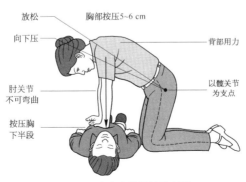

图 1-1　成人胸外按压示意图

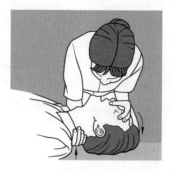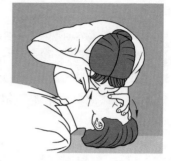

图 1-2　成人口对口人工呼吸法示意图

·评分标准·

表 1-1　心肺复苏基本生命支持术操作评分标准

项　目	要　　　求	核心指标	重要指标	普通指标
素质要求	1. 服装整洁、仪表端庄（佩戴手表）			
评估患者	2. 判断意识			
	3. 判断呼吸			
	4. 判断颈动脉搏动（5~10 s）			
	5. 看时间，按铃呼叫		▲	
备齐物品	6. 用物齐全，呈备用状态			
胸外按压	7. 去枕平卧，垫按压板，解开衣扣，暴露前胸部			
	8. 部位正确：胸骨中下 1/3	★		
	9. 定位的手法正确			
	10. 按压要点：只以左手掌根部接触按压部位，双肘关节伸直，利用上身重量垂直下压		▲	
	11. 按压幅度：胸骨下陷至少 5 cm 不超过 6 cm	★		
	12. 按压：放松 =1:1			
	13. 按压频率：每 30 次按压控制在 15~18 s		▲	
	14. 按压时观察患者面部表情			
开放气道	15. 开放气道（仰头抬颌法），检查口腔，去义齿，清除口鼻分泌物	★		

(续表)

项　目	要　　求	核心指标	重要指标	普通指标
人工呼吸	16. 捏鼻，深吸气，口对口密封，用力吹气，见胸廓抬起即可，松鼻，抬头，连续 2 次	·	▲	
	17. 每次时间不少于 1 s			
循环操作	18. 胸外按压与口对口呼吸交替进行，30:2，操作 2 个循环，口述 5 个循环			
观察病情	19. 触摸颈动脉搏动			
	20. 观察呼吸、面色、神志、瞳孔，口述上述结果			
安置患者	21. 舒适体位，保暖			
	22. 填写特护记录单			
熟练程度	23. 动作敏捷、稳重、准确			
理论知识	24. 回答全面、正确			

备注说明：标记"★"项为核心指标，标记"▲"项为重要指标，其余项均为普通指标。

二

无菌技术操作流程及评分标准

·**定义**·无菌技术是指在医疗护理操作过程中，保持无菌物品、无菌区域不被污染，防止病原微生物侵入人体的一系列操作技术。

·**适应范围**·无菌技术主要用于处理灭菌后的器械与材料。

·**操作流程**·

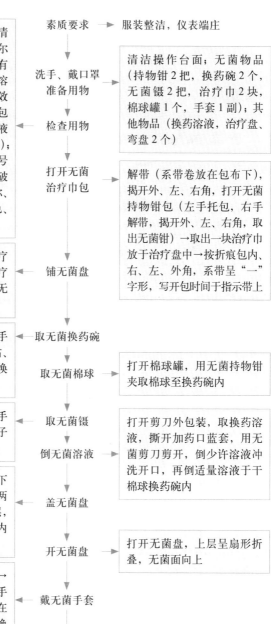

治疗盘、弯盘（口述：呈清洁备用状态）；棉球罐、安尔碘、棉签（口述：名称、有效期）；无菌溶液（口述：溶液浓度、名称、剂量、有效期，撕开外包装，检查内包装完好无破损、渗漏，溶液澄清无浑浊、杂质、变色）；无菌手套（口述：名称、号码、有效期、外包装无破损）、无菌包（口述：名称、有效期、三条指示带已变色、包布无潮湿、无破损）

素质要求 → 服装整洁，仪表端庄

洗手、戴口罩准备用物 → 清洁操作台面；无菌物品（持物钳2把，换药碗2个，无菌镊2把，治疗巾2块，棉球罐1个，手套1副）；其他物品（换药溶液，治疗盘、弯盘2个）

检查用物

打开无菌治疗巾包 → 解带（系带卷放在包布下），揭开外、左、右角，打开无菌持物钳包（左手托包，右手解带，揭开外、左、右角，取出无菌钳）→取出一块治疗巾放于治疗盘中→按折痕包内、右、左、外角，系带呈"一"字形，写开包时间于指示带上

双手示、拇指捏住无菌治疗巾双层外边，抖开放于治疗盘上，上层呈扇形折叠，无菌面向上

铺无菌盘

将包托在手上打开，另一手依次打开包布外、左、右、内角，并将四角抓住，将换药碗投放入无菌治疗盘内

取无菌换药碗

取无菌棉球 → 打开棉球罐，用无菌持物钳夹取棉球至换药碗内

将包托在手上打开，另一手将四角抓住，稳妥地将镊子投放于碗里

取无菌镊

倒无菌溶液 → 打开剪刀外包装，取换药溶液，撕开加药口蓝套，用无菌剪刀剪开，倒少许溶液冲洗开口，再倒适量溶液于干棉球换药碗内

拉开无菌治疗巾上层（与下层持平），开口边缘向上折两层，左右两边向下折一层，注明无菌盘时间（用弯盘内撕下的3M指示带）

盖无菌盘

开无菌盘 → 打开无菌盘，上层呈扇形折叠，无菌面向上

打开无菌手套袋，取手套→对准五指戴上→双手调整手套位置，将手套翻边扣套在工作衣袖外面，双手托起换药碗底部，放回换药碗，脱手套

戴无菌手套

整理用物 → 各类物品按规定浸泡处理

·注意事项·

1.铺无菌盘的目的及注意事项

(1) 目的：在进行无菌操作前将无菌巾铺在洁净的治疗盘内，使成一无菌区，其中放置无菌物品，以供治疗和护理操作使用。

(2) 铺无菌盘的注意事项

1) 铺无菌盘的区域必须清洁、干燥。

2) 无菌巾避免潮湿。

3) 非无菌物品不可触及无菌面。

4) 覆盖无菌巾时注意使边缘对齐。

5) 已铺好的无菌盘 4 h 有效。

2.无菌持物钳（镊）使用的注意事项

(1) 无菌持物钳（镊）罐应配套。

(2) 取放无菌持物钳（镊）时，应将钳（镊）端闭合，使用时应保持钳（镊）端向下，用后立即放回，无菌持物钳（镊）关节处于闭合状态。

(3) 无菌持物钳（镊）只能用于夹取无菌物品，不可夹取油纱布，不能触碰未经消毒的物品，不能用于换药或消毒皮肤。

(4) 到远处夹取物品应连同容器一起搬移，就地取出使用；如有被污染或可疑污染时，应重新消毒灭菌。

(5) 使用无菌持物钳（镊）时，不能低于腰部。

(6) 打开包后的无菌罐、持物钳（镊），有效使用期为 4 h。

·相关知识·

1.无菌技术相关概念

(1) 无菌物品：经过物理或化学方法灭菌后，未被污染的物品称为无菌物品。

(2) 无菌区域：经过灭菌处理而未被污染的区域，称为无菌区域。

(3) 有菌区（非无菌区）：未经灭菌或经灭菌后被污染的区域，称为有菌区（非无菌区）。

(4) 相对无菌区：指无菌物品自无菌容器内一经取出，就认为是相对无菌，不可再放回。无菌区边缘向内 3 cm 为相对无菌区。

（5）污染物品：指未经过灭菌处理，或灭菌处理后又被污染的物品。

2. 无菌技术的操作原则

（1）环境要清洁：进行无菌技术操作前半小时，须停止清扫地面等工作，避免不必要的人群流动，防止尘埃飞扬。治疗室应每日用紫外线灯照射消毒 1 次。

（2）进行无菌操作时，衣帽要整洁，帽子要把全部头发遮盖，口罩须遮住口鼻，并修剪指甲，洗手。

（3）无菌物品和非无菌物品分开放置无菌物品不可暴露在空气中，必须存放于无菌包或无菌容器内；无菌物品一经打开后，必须再经过无菌处理后方可再用；从无菌容器内取出的物品，虽未使用，也不可再放回无菌容器内。

（4）无菌包外应注明物品名称、消毒灭菌日期，并按日期顺序先后排列，放在固定的地方，以便取用。布类无菌包在未被污染的情况下，可保存 14 d，江南黄梅季节（6 月 1 日—7 月 15 日）保存 7 d，过期应重新灭菌。

（5）取无菌物品时，必须用无菌持物钳（镊）；未经消毒的用物，不可触及无菌物品或跨越无菌区。

（6）进行无菌操作时，如器械、用物疑有污染或已被污染，即不可使用，应予更换或重新灭菌。

（7）一套无菌物品只能供一名患者使用，以免发生交叉感染。

·附图·

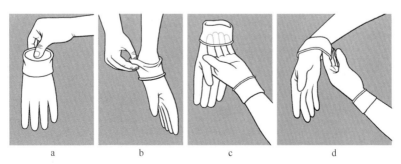

图 2-1　戴无菌手套示意图

·评分标准·

表 2-1　无菌技术操作评分标准

项　　目		要　　求	核心指标	重要指标	普通指标
素质要求		1. 服装整洁、仪表端庄（佩戴手表）			
操作前准备		2. 评估环境			
		3. 擦拭桌面			
		4. 六步法洗手（必要时七步）戴口罩		▲	
		5. 备齐无菌物品及其他物品			
操作过程	检查用物	6. 治疗盘、弯盘呈清洁备用状态			
		7. 检查棉球罐方法正确			
		8. 检查无菌包名称、有无破损、潮湿、消毒3条指示带是否变色及有效期		▲	
		9. 检查无菌手套号码、有效期、外包装有无潮湿破损			
	取出无菌巾	10. 打开无菌包：揭开外、左、右、内角			
		11. 打开无菌持物钳方法正确，取出1块治疗巾放于治疗盘内			
		12. 无菌包按原折痕折回包内、右、左、外角		▲	
		13. 注明开包时间，24 h 有效		▲	
	铺无菌盘	14. 双手捏无菌巾上层两角外面，轻轻抖开，双折铺于治疗盘内			
		15. 无菌巾上层向远端呈扇形折叠，开口向外			
	置入无菌物品	16. 打开无菌换药碗包方法正确			
		17. 无菌换药碗投放无菌盘内			
		18. 打开无菌持物钳方法正确，分开换药碗			
		19. 夹取棉球投放于换药碗内（数量不得少于5个）			
		20. 打开无菌镊包方法正确，准确投放无菌换药碗内			
		21. 无菌巾上层盖于无菌物品上			
		22. 上下层边缘对齐			
		23. 开口处向上翻折2次，两侧边缘向下翻折1次			
		24. 注明无菌盘日期、时间，4 h 有效		▲	

（续表）

项　目		要　求	核心指标	重要指标	普通指标
操作过程	打开无菌盘	25. 打开无菌盘，上层呈扇形折叠，无菌面向上			
	戴无菌手套	26. 取无菌手套方法正确			
		27. 戴无菌手套		▲	
		28. 托碗			
	脱无菌手套	29. 手套的内面完全覆盖手套的外面			
操作后		30. 整理用物、环境			
总体评价	无菌原则	31. 跨越无菌区	★		
		32. 污染无菌物品未正确处置	★		
	熟练程度	33. 动作轻巧、稳重、准确、布局合理			
		34. 注意节力原则			
		35. 掌握无菌原则，疑似污染及时更换			
理论知识		36. 回答全面、正确			

备注说明：标记"★"项为核心指标，标记"▲"项为重要指标，其余项均为普通指标。

肌内注射操作流程及评分标准

· **定义** · 肌内注射指将药液通过注射器注入肌肉组织内的方法。

· **适应证** · 不宜或不能做静脉注射，但要求比皮下注射更迅速发生疗效，以及注射刺激性较强或药量较大的药物时，都采用肌内注射法。

· **操作流程** ·

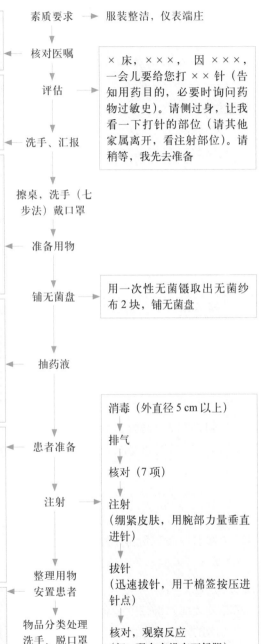

床号、ID号、姓名、药名、剂量、浓度、用法、时间（注射单或医嘱本）

× 床、×××、诊断为 ×××、神志清楚，能配合操作，臀部皮肤无瘢痕、硬结、皮肤完整（必要时说明用药注意事项）

治疗盘、弯盘（2个）、安尔碘、棉签、无菌纱布罐、一次性无菌镊、安尔碘棉球小罐、砂锯、床号小牌，2 ml/5 ml 注射器，药液（无菌物品口述名称、有效期及外包装，药液澄清无混浊、无沉淀，安瓿无裂缝），请教员核对

检查药液并核对，取安尔碘棉球消毒安瓿并打开，检查注射器并打开，调节针头斜面朝下，抽尽药液，套上安瓿，一起放入无菌盘内，将床号小牌放在纱布外层。携物至床旁（带注射单或医嘱本）

核对（看床号、ID号、姓名，反问患者姓名）、解释（请其他家属离开）

安置注射体位（上腿伸直、下腿弯曲，注意保暖）

选定注射部位

现在针已经打好了，一会儿可能会好一些，如有什么不适，请及时按铃，我也会经常过来看你的。谢谢你的配合

素质要求 → 服装整洁，仪表端庄

核对医嘱

评估 → × 床，×××，因 ×××，一会儿要给您打 ×× 针（告知用药目的，必要时询问药物过敏史）。请侧过身，让我看一下打针的部位（请其他家属离开，看注射部位）。请稍等，我先去准备

洗手、汇报

擦桌，洗手（七步法）戴口罩

准备用物

铺无菌盘 → 用一次性无菌镊取出无菌纱布2块，铺无菌盘

抽药液

患者准备

消毒（外直径5 cm以上）

排气

核对（7项）

注射 → 注射（绷紧皮肤，用腕部力量垂直进针）

拔针（迅速拔针，用干棉签按压进针点）

核对，观察反应（问：现在有没有不舒服）

整理用物安置患者

物品分类处理洗手、脱口罩签名、签时间

·注意事项·

（1）严格执行查对制度和无菌操作原则。

（2）需要两种药物同时注射时，应注意配伍禁忌。

（3）选择合适的注射部位，避免刺伤神经和血管，回抽无回血时方可注射。

（4）注射部位应该避开炎症、硬结、瘢痕等部位注射。

（5）对经常注射的患者，应当更换注射部位。

（6）注射时切勿将针梗全部刺入，以防针梗从根部折断。若针头折断，应先稳定患者情绪，并嘱患者保持原位不动，固定局部组织，以防断针移位，同时尽快用无菌血管钳夹住断端取出，如断端全部埋入肌肉，应速请外科医生处理。

（7）2岁以下婴幼儿不宜进行臀大肌注射，操作时做到三快。

·相关知识·

1. 肌内注射的部位及常用卧位

（1）注射部位：一般选择肌肉丰厚且距大血管及神经较远处。其中最常用的部位为臀大肌，其次为臀中肌、臀小肌、股外侧肌及上臂三角肌。

（2）常用卧位：侧卧位、仰卧位、俯卧位及坐位。侧卧位时上腿伸直，下腿稍弯曲；仰卧位时足尖相对，足跟分开；俯卧位时两臂屈曲放于头的两侧，两腿伸直，头偏向一侧；坐位时嘱患者坐正。

2. 肌内注射的定位方法

（1）臀大肌注射定位法：①十字定位法：从臀裂顶点向左或右画一水平线，然后从髂嵴最高点做一垂直平分线，把臀部分为4个象限，其外上象限避开内下角为注射区；②连线法：取髂前上棘与尾骨连线的外上1/3处为注射部位。

（2）臀中肌、臀小肌注射定位法：①三横指定位：经髂前上棘外侧三横指处为注射部位（以患者的手指宽度为准）；②示指、中指定位法：将操作者的示指、中指指尖分别置于髂前上棘和髂嵴的下缘处，两指和髂嵴即构成一个三角区，示指与中指形成的角内为注射部位。

（3）股外侧肌注射定位法：大腿中段外侧，位于膝上 10 cm、髋关节下 10 cm，约 7.5 cm 宽处为注射部位。

（4）上臂三角肌注射定位法：上臂外侧、肩峰下 2~3 横指处为注射部位。

· 附图 ·

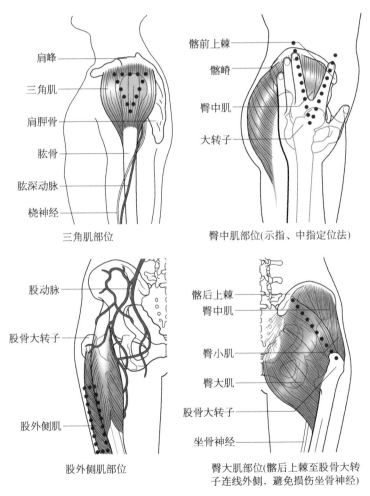

三角肌部位

臀中肌部位(示指、中指定位法)

股外侧肌部位

臀大肌部位(髂后上棘至股骨大转子连线外侧，避免损伤坐骨神经)

图 3-1　肌内注射部位示意图

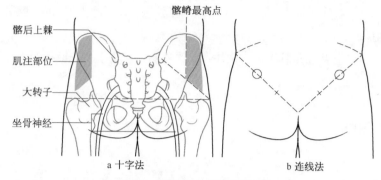

图 3-2 臀大肌注射定位法示意图

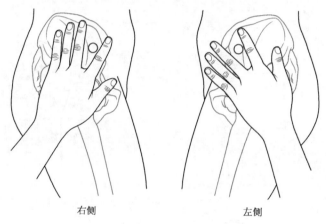

图 3-3 示指、中指定位法示意图

·评分标准·

表 3-1 肌内注射操作评分标准

流　程	要　　求	核心指标	重要指标	普通指标
素质要求	1.服装整洁、仪表端庄（佩戴手表）			
核对	2.医嘱核对（操作前、中、后）；患者信息双向核查		▲	
评估	3.了解病情、意识状态和合作程度			
	4.评估患者注射部位状况			
	5.评估用药史、药物过敏史及禁忌证		▲	

（续表）

流　程	要　　求	核心指标	重要指标	普通指标
操作前准备	6. 洗手（六步法）、戴口罩，方法正确			
	7. 准备物品齐全、方法正确			
	8. 检查药品方法正确			
	9. 铺无菌盘方法正确			
	10. 消毒及开瓶方法正确			
	11. 抽液方法正确（不余、不漏、不污染）	★		
操作过程	12. 解释、关门窗			
	13. 患者体位正确、舒适			
	14. 正确选择注射部位（两种方法）	★		
	15. 消毒皮肤方法正确（外直径 5 cm 以上）			
	16. 排气方法正确（不浪费药液）			
	17. 绷紧皮肤方法正确			
	18. 进针角度、速度、深度适宜		▲	
	19. 抽回血		▲	
	20. 注药速度适宜			
	21. 迅速拔针，用干棉签按压进针点			
	22. 观察注药后反应		▲	
操作后	23. 整理床单位，合理安置患者			
	24. 整理用物，正确处置用物			
	25. 洗手、签名、记录方法正确			
总体评价	26. 动作轻巧、稳重、准确			
	27. 与患者交流时态度和蔼，语言文明			
	28. 注意隐私保护、保暖			
	29. 遵循无菌原则			
	30. 操作流程熟练 <10 min			
理论知识	31. 回答全面、正确			

备注说明：标记"★"项为核心指标，标记"▲"项为重要指标，其余项均为普通指标。

四

皮下注射操作流程及评分标准

· **定义** · 皮下注射是将少量药液或生物制剂注入皮下组织的方法。

· **适应证** ·

（1）需迅速达到药效、不能或不宜经口服给药时采用。如胰岛素口服在胃肠道内易被消化酶破坏，失去作用，而皮下注射迅速被吸收。

（2）局部麻醉用药或术前用药。

（3）预防接种。

· **操作流程** ·

素质要求 → 服装整洁，仪表端庄

↓

核对医嘱

×床，请问您叫什么名字（并核对腕带）？因××原因需要给您注射××药物，请问您对什么药物过敏吗？你想打在什么部位？让我看一下好吗，我去准备一下，请稍等

↓

评估

↓

×床，×××，诊断为×××，神志清楚，可以配合护理操作。既往无药物过敏史，我选择右上臂三角肌下缘，局部皮肤完整，无瘢痕、硬结

洗手、汇报

↓

擦桌，洗手戴口罩

↓

准备用物

治疗盘、弯盘、砂轮、床号牌处于清洁备用状态，安尔碘溶液、安尔碘棉球、纱布（有效期、量足），棉签、5 ml空针1副（有效期、外包装），遵医嘱准备药液（查有效期、瓶身、安瓿无破损、无变质）请第二人核对

打开纱布包，取出纱布铺无菌盘。核对医嘱，消毒安瓿、砂轮，打开安瓿，取出空针，看刻度清晰，回抽无漏气，衔接紧密，调节针头斜面朝下，抽尽药液，套上空安瓿，核对后将药液放于无菌盘内。核对床号牌放在纱布外层

铺无菌盘配制药液

↓

注射

双向核对，解释以取得合作。协助患者取舒适卧位，暴露注射部位（如选择腹部、后背、大腿外侧需请家属回避，关门、窗，注意保护隐私）。安尔碘消毒皮肤2遍（螺旋式，由内向外，直径＞5 cm），取干棉签，取药液核对医嘱单、排尽空气，绷紧皮肤30°~40°进针，迅速进入针头的2/3，抽吸无回血，缓慢推注，干棉签按压进针处，快速拔针，再次核对，观察反应

整理床单位，安置患者，解释：现在针已经打好了，如有不适请及时按铃，我也会经常来看你的，谢谢配合（如注射胰岛素，应告知患者注射后15 min开始进食）

安置患者

↓

洗手、脱口罩签名、签时间、记录

↓

整理用物、洗手

·注意事项·

（1）严格执行查对制度和无菌操作规程及安全给药原则。

（2）尽量避免刺激性较强的药物做皮下注射。

（3）选择注射部位时应当避开炎症、破溃或有肿块的部位。

（4）经常注射者应每次更换注射部位。

（5）进针不宜过深，过瘦者进针不宜超过 45°，以免刺入肌层。

（6）对过于消瘦者，可捏起局部组织，穿刺角度适当减小。

（7）注射少于 1 ml 的药液，必须用 1 ml 注射器，以保证注入药液剂量准确。

（8）注射中、后观察患者反应，用药效果及不良反应。

·相关知识·

1. 注射原则

（1）严格遵守无菌操作原则。

（2）严格执行查对制度。

（3）严格执行消毒隔离制度。

（4）选择合适的注射器和针头。

（5）选择合适的注射部位。

（6）现配现用注射药液。

（7）注射前排尽空气（速避凝除外）。

（8）注射前检查有无回血。

（9）掌握合适的进针角度。

（10）应用减轻患者疼痛的注射技术。

2. 皮下注射的部位

常选用上臂三角肌下缘，也可选用两侧腹壁、大腿前侧和外侧。

·附图·

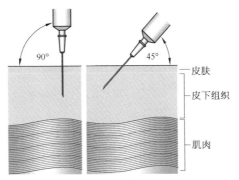

图 4-1　皮下注射角度

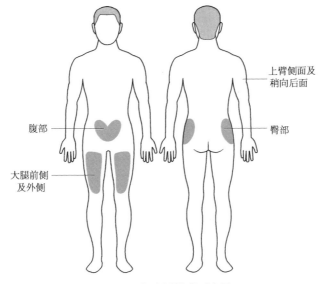

图 4-2　皮下注射部位示意图

·评分标准·

表 4-1　皮下注射技术操作评分标准

流　程	要　　求	核心指标	重要指标	普通指标
素质要求	1. 服装整洁、仪表端庄（佩戴手表）			
核对	2. 医嘱核对（操作前、中、后）；患者信息双向核查		▲	

(续表)

流　程	要　求	核心指标	重要指标	普通指标
评估	3. 了解病情、意识状态和合作程度			
	4. 评估患者注射部位状况			
	5. 评估用药史、药物过敏史及禁忌证		▲	
操作前准备	6. 洗手（六步法）、戴口罩，方法正确			
	7. 准备物品齐全，方法正确			
	8. 检查药品方法正确			
	9. 铺无菌盘方法正确			
	10. 消毒及开瓶方法正确			
	11. 抽液方法正确（不余、不漏、不污染）	★		
操作过程	12. 解释、关门窗			
	13. 患者体位正确、舒适			
	14. 正确选择注射部位		▲	
	15. 消毒皮肤方法正确（外直径 5 cm 以上）			
	16. 排气方法正确（不浪费药液）			
	17. 绷紧皮肤方法正确			
	18. 进针角度、速度、深度适宜	★		
	19. 抽回血			
	20. 注药速度适宜			
	21. 迅速拔针，用干棉签按压进针点			
	22. 观察注药后反应		▲	
操作后	23. 整理床单位，合理安置患者			
	24. 整理用物，正确处置用物			
	25. 洗手、签名、记录方法正确			
总体评价	26. 动作轻巧、稳重、准确			
	27. 与患者交流时态度和蔼，语言文明			
	28. 注意隐私保护、保暖			
	29. 遵循无菌原则			
	30. 操作流程熟练 <10 min			
理论知识	31. 回答全面、正确			

备注说明：标记"★"项为核心指标，标记"▲"项为重要指标，其余项均为普通指标。

五

生命体征监测技术操作流程及评分标准

▼

·**定义**·生命体征监测是指对个体体温、脉搏、呼吸、血压进行规范、准确监测的技术。

·**目的**·

（1）测量并记录患者体温、脉搏、呼吸、血压的变化。

（2）及时了解患者机体生命体征是否正常，为治疗和护理提供依据。

·**操作流程**·

×床，诊断为×××，神志清楚，可以配合操作。30 min 内没有洗澡、做运动，患者无不适主诉，测量体温选择××
腋温：腋下汗液已擦干
口温：30 min 未进食过冷、过热食物
肛温：肛周皮肤正常

核对患者身份。①体温：将体温计水银端放于腋窝深处，屈臂过胸，5~10 min 后取出；口温：水银端斜放在舌下，闭口勿咬，3 min 后取出；肛温：润滑水银端，将体温计插入肛门 3~4 cm，3 min 后取出，消毒液纱布擦拭。②脉搏：将患者手臂轻松置于床上或桌面，腕部舒展，手掌向下，测量者示指、中指、无名指指端按压桡动脉，力度以能感觉到脉搏搏动为宜，计数 30 s，口述：异常者测量 1 min。③呼吸：手指姿势不变，观察患者胸腹部，一起一伏为一次呼吸，测量 30 s，口述：危重患者呼吸不易观察时，用少许棉絮置于患者鼻孔前，观察棉絮吹动情况，计数 1 min。④血压：患者采取坐位或卧位（避免与测腋温、输液同侧），卷袖露臂掌心向上，肘部伸直，确保血压计零点、肱动脉、心脏在同一水平，驱尽袖带内空气，平整地缠于患者上臂中部，松紧以能放一指为宜，下缘距肘窝 2~3 cm，将听诊器置于肱动脉位置，固定，加压至动脉搏动消失再升高 20~30 mmHg，缓慢放气至听到第一声搏动为收缩压，搏动声突然变弱或消失为舒张压，取下袖带，排尽袖带余气，关闭水银槽开关。记录测量结果

素质要求 → 服装整洁，仪表端庄

核对医嘱

评估

洗手、汇报

洗手（六步法）

准备用物

测量生命体征

安置患者

洗手、记录

整理用物、洗手

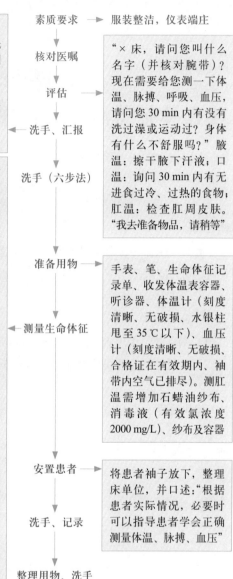

"×床，请问您叫什么名字（并核对腕带）？现在需要给您测一下体温、脉搏、呼吸、血压，请问您 30 min 内有没有洗过澡或运动过？身体有什么不舒服吗？"腋温：擦干腋下汗液；口温：询问 30 min 内有无进食过冷、过热的食物；肛温：检查肛周皮肤。"我去准备物品，请稍等"

手表、笔、生命体征记录单、收发体温表容器、听诊器、体温计（刻度清晰、无破损、水银柱甩至 35 ℃以下）、血压计（刻度清晰、无破损、合格证在有效期内、袖带内空气已排尽）。测肛温需增加石蜡油纱布、消毒液（有效氯浓度 2000 mg/L）、纱布及容器

将患者袖子放下，整理床单位，并口述："根据患者实际情况，必要时可以指导患者学会正确测量体温、脉搏、血压"

·注意事项·

1. 测量体温

（1）测量体温前，清点体温计数量，检查体温计是否完好，水银柱是否在 35 ℃以下。

（2）婴幼儿、意识不清、精神异常、口鼻疾患者禁忌口温测量；腋下出汗较多、肩关节受伤或极度消瘦者不宜测量腋温；直肠或肛门手术、腹泻、心肌梗死患者禁忌肛温量。

（3）婴幼儿、危重、躁动患者应专人守护，防止意外。

（4）如患者不慎咬破体温计，应立即清除玻璃碎屑，再口服蛋清或牛奶，延缓汞的吸收。若病情允许，可食用粗纤维食物，以加速汞的排泄。

（5）避免影响体温测量的各种因素，如运动、进食、洗澡、灌肠等应推迟 30 min 测量。发现体温和病情不符时，应当复测体温。

2. 测量脉搏

（1）勿用拇指诊脉，因拇指小动脉的波动较强，易与患者的脉搏相混淆。

（2）异常脉搏应测量 1 min；脉搏细弱难以触诊时，应测心尖搏动 1 min。

（3）脉搏短绌时，应有两名护士同时分别测量心率和脉率。即一名护士测脉率，另一名护士测心率，由测心率者发出"起""停"口令，同时测量 1 min。

3. 测量呼吸

（1）呼吸受意识控制，测量前不必解释，不使患者觉察，以免紧张，影响测量的准确性。

（2）危重患者呼吸微弱，可用少许棉花置于患者鼻孔前，观察棉花被吹动的次数，计时 1 min。

4. 测量血压

（1）定期检测、校对血压计。测量前，检查血压计各部件功能是否完好等。

（2）对需密切观察血压者，应做到"四定"，即定时间、定部位、定体位、定血压计。

（3）发现血压听不清或异常，应重新测量，重测量时，待水银柱下降至"0"点，稍等片刻后再测量。必要时做双侧对照。

（4）注意测量装置、测量者、受检者、测量环境等因素引起血压测量的误差。

· 相关知识 ·

1. 常见热型

（1）稽留热：体温持续在 39~40 ℃，达数天或数周 24 h 波动范围不超过 1℃，见于肺炎球菌肺炎、伤寒等。

（2）弛张热：体温在 39 ℃以上，24 h 内温差达 1 ℃以上，体温最低时仍高于正常水平。多见于败血症、风湿热、化脓性疾病等。

（3）间歇热：体温骤然升高至 39 ℃以上，持续数小时或更长，然后下降至正常或正常以下。经过一个间歇，体温又升高，并反复发作，高热期和无热期交替出现。见于疟疾。

（4）不规则热：发热无一定规律，且持续时间不定。见于流行性感冒、癌性发热等。

2. 脉搏短绌

在单位时间内脉率少于心率称为脉搏短绌，简称绌脉。其特点是心律完全不规则、心率快慢不一、心音强弱不等。常见于心房纤颤的患者。绌脉越多，心律失常越严重，病情好转，绌脉可以消失。

3. 不同部位的血压

右上肢高于左上肢血压，其原因是右侧肱动脉来自主动脉弓的第一大分支无名动脉，而左侧肱动脉来自主动脉的第三分支左锁骨下动脉，由于能量消耗，右侧上肢血压比左侧上肢血压高 10~20 mmHg。下肢血压高于上肢血压 20~40 mmHg，其原因与股动脉的管径较肱动脉粗、血流量大有关。

4. 肱动脉体位与血压的关系

手臂位置（肱动脉）与心脏同一水平。肱动脉高于心脏水平，测得血压值偏低；肱动脉低于心脏水平，测得血压值偏高。

5. 袖带松紧与血压的关系

袖带缠得太松，血压测量值偏高；袖带缠得太紧，血压测量值偏低。

6. 异常呼吸形态

（1）潮式呼吸：是一种呼吸由浅慢逐渐变为深快，然后再由深快转为浅慢，再经过一段呼吸暂停后又重复以上过程的周期性变化，其形态犹如潮水起伏。常见于中枢神经系统疾病。

（2）间断呼吸（毕奥呼吸）：有规律地呼吸几次后，突然停止呼吸。间隔一段时间后又开始呼吸，如此反复交替，即呼吸和呼吸暂停现象交替出现。常在临终前发生。

（3）呼吸困难：是一个常见的症状及体征，患者主观上感到空气不足，客观上表现为呼吸费力，可出现发绀、鼻翼扇动、端坐呼吸、辅助呼吸机参与呼吸活动，造成呼吸频率、深度、节律的异常。临床上可分为吸气性呼吸困难、呼气性呼吸困难、混合型呼吸困难等。

· 评分标准 ·

表 5-1　生命体征监测技术操作评分标准

流　程	要　　求	核心指标	重要指标	普通指标
素质要求	1. 服装整洁、仪表端庄（佩戴手表）			
核对	2. 医嘱核对（操作前、中、后）			
	3. 患者信息双向核查			
评估	4. 评估患者意识及配合程度			
	5. 了解患者的身体状况		▲	
操作前准备	6. 洗手（六步法）、戴口罩，方法正确			
	7. 准备物品齐全、方法正确			
操作过程	8. 解释、必要时关门窗			

（续表）

流　程		要　　求	核心指标	重要指标	普通指标
操作过程	测体温	9. 测体温方法选择恰当			
		10. 体温计放置位置合适		▲	
		11. 测量体温时间正确			
		12. 读数正确	★		
	测脉搏	13. 测脉搏方法正确		▲	
		14. 测脉搏时间正确（至少半分钟）			
		15. 测量结果符合	★		
	测呼吸	16. 测呼吸方法正确		▲	
		17. 测呼吸时间正确（至少半分钟）			
		18. 测量结果符合	★		
	测血压	19. 患者体位正确			
		20. 血压计放置位置正确		▲	
		21. 袖带空气排尽，部位正确			
		22. 袖带松紧度合适		▲	
		23. 听诊器放置正确			
		24. 注气、放气平稳			
		25. 一次测量成功，数值正确	★		
操作后		26. 整理床单位、合理安置患者			
		27. 用物处理恰当			
		28. 洗手、记录			
总体评价		29. 动作轻巧、稳重、准确			
		30. 与患者交流时态度和蔼，语言文明			
		31. 注意隐私保护、保暖			
		32. 遵循无菌原则			
理论知识		33. 回答全面、正确			

备注说明：标记"★"项为核心指标，标记"▲"项为重要指标，其余项均为普通指标。

密闭式静脉输液技术操作流程及评分标准

·**定义**· 静脉输液是利用大气压和液体静压原理将大量无菌液体、电解质、药物等由静脉输入体内的方法。

·**适应证**·

(1) 纠正水电解质失衡,维持酸碱平衡。

(2) 补充营养,维持机体需要的热量。

(3) 输入药物,达到治疗疾病的目的。

(4) 增加循环血量,维持血压,改善微循环。

·**操作流程**·

素质要求 → 服装整洁、仪表端庄

↓

擦桌面、洗手、戴口罩，备输液巡视单、液体标签；治疗盘、弯盘、砂轮、剪刀、止血带、清洁垫巾，必要时备网套（口述：清洁呈备用状态）；棉签、输液贴膜、针头2个、空针、输液器（口述：有效期及外包装）；安尔碘、安尔碘棉球罐（口述：有效期、量足）；药液（口述：有效期、输液袋包装无破损、漏气，字迹清晰/输液瓶瓶口无松动、瓶身无裂缝，药液澄清无混浊、无沉淀），针剂（口述：批号为×××，在有效期之内，药液澄清无混浊、无沉淀，安瓿无裂缝），请教员核对

核对医嘱

↓

评估 ← 口述：×床，×××，因×××需要给您输液，请问您心脏功能好吗（搭脉）？看一下您的血管好吗？必要时协助排尿

↓

汇报 ← 教员：×床，×××，×××病，心脏功能好，×××的血管弹性好，已协助排尿

↓

准备用物 ←

↓

加药 ← 抄写输液标签、输液巡视单，（输液瓶：套网套、揭瓶盖）标签倒贴在输液袋上，棉签消毒，压棉球，消毒安瓿并打开，打开空针看：刻度清晰，回抽无漏气，衔接紧密，针头斜面朝下，抽尽药液，加药，拔针，压棉球，检查液体（口述：药液澄清无混浊、无配伍禁忌），开输液器插入，核对后放入治疗盘内，安瓿请教员核对后弃去

携物品至病房，看床号、床头牌（口述：×床，×××，现在给您输液了，需要把床头摇高吗）将用物放置于床头柜上，调节输液架，核对，挂液体，排气，备贴膜，垫巾置于臂下，消毒皮肤（螺旋式，由内而外，直径>5 cm），扎止血带（穿刺点上方6 cm），接针头，排气，再次核对，嘱握拳，进针（绷紧皮肤成20°~30°，见回血再进针少许），松拳、松止血带、松调节器，固定针头，撤止血带、垫巾，调节滴速（15 s），听取患者主诉，观察滴入是否通畅、局部情况、全身反应。3次核对，记录输液巡视卡

注射 ←

↓

安置患者健康宣教 ← ×床，×××，您现在用的是××液体和药物，有××作用，现在的滴速是每分钟×滴，您不要随意调节，如有不舒服请及时按铃，我会马上过来看您，谢谢配合

↓

洗手、脱口罩
签名、签时间
物品分类处置

·注意事项·

（1）严格执行无菌操作及查对制度，注意药物的配伍禁忌。

（2）对长期输液患者或输注刺激性强的药物时，要注意保护和合理使用血管，避免静脉炎的发生。

（3）根据患者年龄、病情、药物性质调节滴速。

（4）昏迷、小儿等不合作的患者，应选用易固定部位的静脉，必要时夹板固定肢体。

（5）输液过程中加强巡视，观察有无输液反应，并及时处理；发现输液故障及时排除。

（6）防止空气进入血管形成血气栓，及时更换输液瓶（袋），输液完毕后及时拔针。

（7）需连续输液的患者，应每天更换输液器。

（8）老年、长期卧床、手术患者避免选择下肢浅静脉进行穿刺。

·相关知识·

1. 药液不滴的原因

（1）针头滑出血管外。

（2）针头斜面紧贴血管壁。

（3）针头阻塞。

（4）压力过低。

（5）静脉痉挛。

2. 常见输液反应

发热反应、循环负荷过重、静脉炎、空气栓塞。

3. 急性肺水肿的原因及临床表现

（1）原因：输液速度过快，患者原有心肺功能不良。

（2）临床表现：突然出现呼吸困难，胸闷、咳嗽、咳粉红泡沫样痰；严重时，痰液可从口、鼻腔涌出，听诊肺部布满啰音，心率快且节律不齐。

·附图·

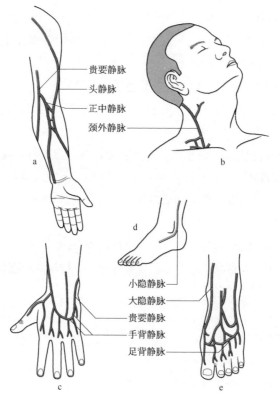

图6-1　静脉输液常选静脉示意图

·评分标准·

表6-1　密闭式静脉输液操作评分标准

流　程	要　求	核心指标	重要指标	普通指标
素质要求	1. 服装整洁、仪表端庄（佩戴手表）			
核对	2. 医嘱核对（操作前、中、后）；患者信息双向核查；药液双人核对		▲	
评估	3. 了解病情（心脏功能，搭脉30 s）；评估穿刺部位血管状况		▲	
	4. 协助排尿			

（续表）

流程		要　求	核心指标	重要指标	普通指标
操作前准备	用物准备	5. 洗手（六步法）、戴口罩，方法正确			
		6. 检查物品有效期，放置合理			
	药品准备	7. 检查有效期、输液袋包装、药液质量、安瓿有无裂缝、有无配伍禁忌		▲	
	患者准备	8. 合理解释，取舒适卧位			
操作过程	加药	9. 抄写巡视单、输液标签，贴标签（位置正确）			
		10. 消毒输液袋口（1 遍，压棉球）；消毒安瓿并打开（方法正确）			
		11. 检查注射器，调整针尖斜面朝下			
		12. 抽药（方法正确，不浪费药液）		▲	
		13. 加药；检查液体（液体有无浑浊）		▲	
		14. 加药者签名、签时间			
		15. 插入输液器方法正确（针头全部插入）			
	输液	16. 调节输液架			
		17. 挂液，排气成功		▲	
		18. 备贴膜；置垫巾；扎止血带，确认穿刺点部位；松止血带			
		19. 消毒皮肤（螺旋式，由内向外，直径＞5 cm，两次之间待干）			
		20. 再次扎止血带（穿刺点上方 6 cm，不跨越无菌区）			
		21. 接针头，二次排气（不超过 3 滴）			
		22. 嘱握拳；绷紧皮肤；进针			
		23. 穿刺成功	★		
		24. 三松（松拳、松止血带、松调节器）；一看（滴入是否通畅）			
		25. 固定针头（U 形 /S 形，贴膜不污染）；撤止血带、垫巾			
		26. 调节滴数（方法正确，滴速适宜，符合病情）		▲	
	观察	27. 局部情况；全身反应；记录正确		▲	

（续表）

流　程	要　求	核心指标	重要指标	普通指标
操作后	28. 健康教育（告知所输药物、作用及注意事项）			
	29. 整理床单位，合理安置患者；正确处理用物；洗手、签名、签时间			
总体评价	30. 动作轻巧、稳重、准确			
	31. 与患者交流时态度和蔼，语言文明			
	32. 注意隐私保护、保暖			
	33. 遵循无菌原则			
	34. 操作流程熟练，时间 <10 min			
理论知识	35. 回答全面、正确			

备注说明：标记"★"项为核心指标，标记"▲"项为重要指标，其余项为普通指标。

静脉采血／静脉备血技术
操作流程及评分标准

▼

静脉采血技术操作流程（真空试管）

·**定义**·静脉采血法是通过针管抽取一定量静脉血的方法，多采用位于体表的浅静脉，通常采用肘部静脉、手背静脉、内踝静脉或股静脉。静脉采血的目的是采集、留取静脉血标本进行下一步的实验室检查，为临床诊断与治疗提供依据。

·**操作流程**·

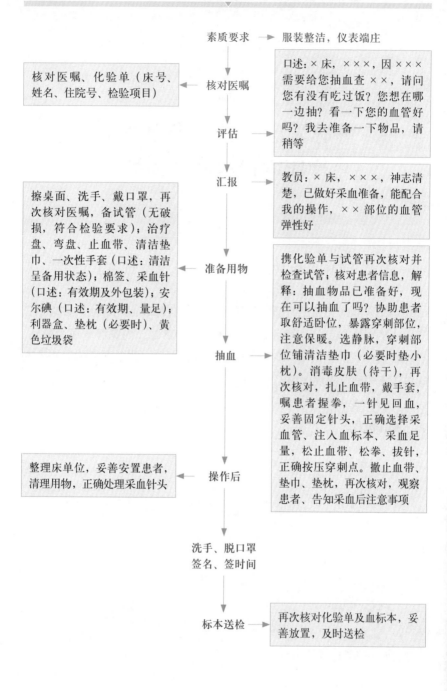

素质要求 → 服装整洁，仪表端庄

核对医嘱、化验单（床号、姓名、住院号、检验项目） ← 核对医嘱

口述：×床，×××，因×××需要给您抽血查××，请问您有没有吃过饭？您想在哪一边抽？看一下您的血管好吗？我去准备一下物品，请稍等 ← 评估

汇报 → 教员：×床，×××，神志清楚，已做好采血准备，能配合我的操作，××部位的血管弹性好

擦桌面、洗手、戴口罩，再次核对医嘱，备试管（无破损，符合检验要求）；治疗盘、弯盘、止血带、清洁垫巾、一次性手套（口述：清洁呈备用状态）；棉签、采血针（口述：有效期及外包装）；安尔碘（口述：有效期、量足）；利器盒、垫枕（必要时）、黄色垃圾袋 ← 准备用物

携化验单与试管再次核对并检查试管；核对患者信息，解释：抽血物品已准备好，现在可以抽血了吗？协助患者取舒适卧位，暴露穿刺部位，注意保暖。选静脉，穿刺部位铺清洁垫巾（必要时垫小枕）。消毒皮肤（待干），再次核对，扎止血带，戴手套，嘱患者握拳，一针见回血，妥善固定针头，正确选择采血管、注入血标本、采血足量，松止血带、松拳、拔针，正确按压穿刺点。撤止血带、垫巾、垫枕，再次核对，观察患者、告知采血后注意事项 ← 抽血

整理床单位，妥善安置患者，清理用物，正确处理采血针头 ← 操作后

洗手、脱口罩 签名、签时间

标本送检 → 再次核对化验单及血标本，妥善放置，及时送检

· 注意事项 ·

（1）根据检验项目、目的准备标本容器，在选择的容器外必须粘贴标识。

（2）采血时止血带捆绑时间最好不要超过 2 min，因捆绑时间过长会引起血液黏稠度的改变，影响检验结果。

（3）在采血过程中，应当避免导致溶血的因素：取血清标本时，取下针头，缓慢注入干燥试管中，勿将泡沫注入，避免振荡；采全血或血浆标本时，取下针头，慢慢注入抗凝管中，轻轻转动试管防止血液凝固或溶血。

（4）需要抗凝的血标本，应将血液与抗凝剂混匀。

（5）若患者正在进行静脉输液、输血，不宜在同侧手臂采血。

（6）如患者需多次抽血，应及时更换采血部位，同一部位穿刺多次会造成组织损伤，组织液混入血液中时可引起血液凝固。

· 相关知识 ·

（1）严格执行查对制度，以防发生差错。

（2）标本采集前须明确检测项目、目的、采集量及注意事项，正确采集。

（3）采集血培养标本，须事先检查容器有无裂缝，瓶塞是否干燥、紧密，有无混浊，变质等。采集时应严格执行无菌操作，不可混入防腐剂、消毒剂及其他药物，以免影响检查结果。培养标本宜在患者使用抗菌药物之前采集。

（4）采集各项标本均应做到及时采集，量要准确，按时送检，以免影响检查结果，特殊标本要注明采集时间。

（5）多项检测同时采血时应按下列顺序采血：血培养—血促凝管—血抗凝管。

·评分标准·

表 7-1　静脉采血操作评分标准

流　程	要　　求	核心指标	重要指标	普通指标
素质要求	1. 服装整洁、仪表端庄（佩戴手表）			
核对	2. 医嘱核对（操作前、中、后）；患者信息双向核查		▲	
评估	3. 了解患者采血的目的和要求			
	4. 评估患者血管情况，是否符合采血条件			
操作前准备	5. 洗手、戴口罩（六步法）			
	6. 备齐用物，放置合理			
操作过程	7. 核对正确			
	8. 患者体位摆放正确			
	9. 选择静脉、扎止血带			
	10. 消毒皮肤、再次核对、握拳			
	11. 操作过程遵循无菌原则、一针见血	★		
	12. 正确选择采血试管（建议使用真空采血管）	★		
	13. 采血试管顺序合理，采血量正确		▲	
	14. 及时松止血带，嘱患者松拳，拔针			
	15. 按压穿刺点			
	16. 操作后核对、安置患者			
	17. 观察患者情况			
	18. 告知患者采血后注意事项			
操作后	19. 整理床单位，合理安置患者			
	20. 用物处理恰当			
	21. 洗手、记录			
总体评价	22. 动作轻巧、稳重、准确			
	23. 与患者交流时态度和蔼，语言文明			
	24. 注意隐私保护、保暖			
	25. 遵循无菌原则			
	26. 血标本处理正确，及时送检		▲	
理论知识	27. 回答全面、正确			

备注说明：标记"★"项为核心指标，标记"▲"项为重要指标，其余项均为普通指标。

静脉备血技术操作流程（真空试管）

·操作流程·

素质要求 → 服装整洁，仪表端庄

与病历、医嘱本核对备血申请单各项内容：床号、姓名、性别、年龄、住院号、科室 / 门急诊号、诊断，将联号标签贴于检查合格的空试管上，每次只抽 1 人（一单一管）

双人核对

口述：× 床，× × ×，因 × × × 需要给您抽血查血型并备血，请问您有没有吃过饭？您想在哪一边抽？看一下您的血管好吗？我去准备一下物品，请稍等

评估

汇报 → 教员：× 床，× × ×，神志清楚，已做好采血准备，能配合我的操作，× × 部位的血管弹性好

擦桌面、洗手、戴口罩，再次核对医嘱，备血申请单，备试管（无破损，符合检验要求）；治疗盘、弯盘、止血带、清洁垫巾、一次性手套（口述：清洁呈备用状态）；棉签、采血针（口述：有效期及外包装）；安尔碘（口述：有效期、量足）；利器盒、垫枕（必要时）、黄色垃圾袋

准备用物

抽血

两名护士携物品至病房，当面核对床号、姓名、性别、年龄、住院号、科室 / 门急诊号、诊断，将用物放置于床头柜上。核对患者信息，解释：抽血物品已准备好，现在可以抽血了吗？协助患者取舒适卧位，暴露穿刺部位，注意保暖。选静脉，穿刺部位铺清洁垫巾（必要时垫小枕）。消毒皮肤（待干），再次核对，扎止血带、戴手套，嘱患者握拳，一针见回血，妥善固定针头，正确选择采血管、注入血标本、采血足量、松止血带、松拳、拔针，正确按压穿刺点。撤止血带、垫巾、垫枕，再次核对，观察患者、告知采血后注意事项

整理床单位，妥善安置患者，清理用物，正确处理采血针头

操作后

洗手、脱口罩
签名、签时间

标本送检 → 再次核对血型鉴定单及血标本，妥善放置，及时送检

·注意事项·

（1）根据备血单采集血标本，每次只能为一位患者采集，禁止同时为两位患者采集血标本，避免发生差错。

（2）取血时须凭取血单与血库人员共同做好"三查""十对"，输血前须两人核对无误后方可输入。如用库存血必须认真检查血液质量。

·相关知识·

1.输血的目的

（1）补充血容量，增加有效循环血量，用于大出血、失液引起的血容量减少或休克的患者。

（2）补充血红蛋白，促进携氧功能，纠正贫血，用于贫血的患者。

（3）补充抗体、补体等血液成分，增加机体免疫力。用于严重感染的患者。

（4）补充血浆蛋白，纠正低蛋白血症，维持胶体渗透压，减轻组织水肿，用于低蛋白血症。

（5）补充各种凝血因子和血小板，改善凝血功能，有助于止血。用于凝血功能异常的患者。

2.静脉输血的原则

（1）输血前必须做血型鉴定及交叉配血实验。无论是输全血还是成分血，均应选用同型血液输注。但在紧急情况下，如无同型血，可选用O型血输给患者。

（2）患者如果需要再次输血，则必须重新做交叉配血实验，以排除机体已产生抗体的情况。

·评分标准·

表 7-2　静脉备血操作评分标准

流　程	要　　求	核心指标	重要指标	普通指标
素质要求	1.服装整洁、仪表端庄（佩戴手表）			

（续表）

流　程	要　　求	核心指标	重要指标	普通指标
核对	2. 医嘱核对（操作前、中、后）；患者信息双向核查		▲	
	3. 血型鉴定、备血双人床边核对	★		
评估	4. 了解患者采血的目的和要求			
	5. 评估患者血管情况，是否符合采血条件			
操作前准备	6. 洗手、戴口罩（六步法）			
	7. 备齐用物，放置合理			
操作过程	8. 核对正确			
	9. 患者体位摆放正确			
	10. 选择静脉，扎止血带			
	11. 消毒皮肤、再次核对、握拳			
	12. 操作过程遵循无菌原则、一针见血	★		
	13. 正确选择采血试管（建议使用真空采血管）	★		
	14. 采血试管顺序合理，采血量正确		▲	
	15. 及时松止血带、嘱患者松拳、拔针			
	16. 按压穿刺点			
	17. 操作后核对、安置患者			
	18. 观察患者情况			
	19. 告知患者采血后注意事项			
操作后	20. 整理床单位、合理安置患者			
	21. 用物处理恰当			
	22. 洗手、记录			
总体评价	23. 动作轻巧、稳重、准确			
	24. 与患者交流时态度和蔼，语言文明			
	25. 注意隐私保护、保暖			
	26. 遵循无菌原则			
	27. 血标本处理正确、及时送检		▲	
理论知识	28. 回答全面、正确			

备注说明：标记"★"项为核心指标，标记"▲"项为重要指标，其余项均为普通指标。

八

密闭式静脉输血技术操作流程及评分标准

·**定义**·静脉输血是指将血液通过静脉输注给患者的一种治疗方法，在临床上应用广泛。

·**适应证**·
(1) 溶血性贫血急性发作。
(2) 急性大量失血。
(3) 伴发症状的各类严重失血和贫血。

·**操作流程**·

素质要求 → 服装整洁，仪表端庄

核对备血医嘱 → 口述：×床，请问你叫什么名字，因×××需要给您输血，请问您以前输过血吗？血型是什么？输血前要先抽血做检验，看一下您的血管（抽血静脉和输血静脉）好吗？

评估

教员：×床，×××，诊断为×××，神志清楚，能配合操作。有无输血史，×血型，血色素×× g/L，××部位的血管弹性好

洗手、汇报 → 与病历、医嘱本核对输血申请单各项内容床号、姓名、性别、年龄、住院号、科室/门急诊号、诊断、血型，将联号标签贴于检查合格的空试管上，每次只抽一人（一单一管）

双人核对

擦桌子、洗手、戴口罩

两名护士携物品至病房，当面核对床号、姓名、性别、年龄、住院号、科室/门急诊号、血型、诊断，将用物放置于床头柜上，按采血要求进行采血，采集血样每次只抽一人（一单一管）。洗手，将血样及输血申请单，再次核对后按要求双签名送交血库，整理用物

准备用物 → 治疗盘、弯盘、止血带、清洁垫巾、手套（口述：清洁呈备用状态）；棉签、空针、（口述：有效期及外包装袋）；安尔碘、（口述：有效期、量足）；病历、医嘱本、输血申请单及试管

采血

取血 → 携带病历、用血通知单、提血单、提血箱、治疗巾；与血库人员做好查对

血型检验报告单及血袋标签各项信息（同取血），检查血袋有无破损渗漏，血袋内血液有无溶血及凝块，输血装置是否完好。核对无误后按要求在血型检验报告单反面签名

双人核对 → (1) 交叉配血报告单：受血者床号、姓名、性别、年龄、住院号、科室/门急诊号、血型（包括 Rh 因子）、血液成分、血量、有无凝集反应
(2) 血型检验报告单：受血者床号、姓名、性别、年龄、住院号、科室/门急诊号、血型（包括 Rh 因子）核对后反面填写血型日期、血种类、量、签名
(3) 填写血袋卡并核对：献血者条形码编号（或血袋号）、血型（包括 Rh 因子）、血液采血日期、有效期
(4) 血袋标签：献血者条形码编号（或血袋号）、血型（包括 Rh 因子）、血液采血日期、有效期；受血者姓名、科室、住院号、血型（包括 Rh 因子）；检查血袋有无破损渗漏，血袋内血液有无溶血及凝块；检查输血装置是否完好。核对无误后按要求双方共同签字

备输液巡视单、标签贴、治疗盘、弯盘、剪刀、止血带、清洁垫巾、血型牌（口述：清洁呈备用状态）；棉签、输液贴膜、22G 留置针 2 个、输血器（口述：有效期及外包装袋）；安尔碘、安尔碘棉球罐（口述：有效期、量足）；生理盐水（口述：有效期、输液袋包装袋无破损、漏气、字迹清晰、药液澄清无混浊、无沉淀）；抄写输液标签、输液巡视单，标签贴在生理盐水输液袋上，棉签消毒，压棉球，开输血器插入两人携病历及输血用物至床旁：① 核对患者床号、姓名、性别、年龄、住院号、科室/门急诊号、血型（包括 Rh 因子）等，检查血液种类、血量、有效期、质量，同静脉输液法接生理盐水（NS）进行冲管；② 核对床号、ID 号、姓名、血型，消毒，轻轻摇匀血液；③ 核对床号、ID 号、姓名、血型、输血，挂血型牌，调节滴速；④ 核对床号、姓名、血型，记录巡视卡，观察 15 min

擦桌子、洗手、戴口罩

输血

安置患者健康教育 → ×床，×××，您现在输的是××型血，有×××作用，现在的滴速是每分钟×滴，您不要随意调节，如有不舒服请及时按铃，我会马上过来看您，谢谢配合

操作后 → 洗手、脱口罩、医嘱双签名；整理用物；输血完毕后血袋及时送血库低温保存 24 h

·注意事项·

（1）在取血及输血过程中，要严格执行无菌操作及查对制度。在输血时，一定要有两名护士根据需查对的项目再次进行查对，避免差错事故的发生。

（2）血液取回后勿振荡、加温，避免血液成分破坏引起不良反应。

（3）输入两个以上供血者的血液时，在两份血液之间输入 0.9% 氯化钠溶液，防止发生不良反应。

（4）开始输血时速度宜慢，观察 15 min，无不良反应后，将流速调节至要求速度。对年老体弱、严重贫血、心衰患者应谨慎，滴速宜慢。

（5）加强巡视，严密观察，注意有无输血反应并及时处理。

（6）输血袋用后需低温保存 24 h。以备患者在输血后发生输血反应时检查、分析原因。

·相关知识·

1. 常见输血反应

①发热反应。②过敏反应。③溶血反应。④大量输血有关的反应。

2. 发热反应的临床表现

①一般在输血中或输血后 1~2 h 发生。②畏寒、寒战、发热、体温可达 40 ℃。③可伴有皮肤发红、头痛、恶心、呕吐。④症状持续 1~2 h 后缓解。

3. 输血前准备

（1）备血：根据医嘱抽取血标本，与已填写的输血申请单一起送往血库，做血型鉴定和交叉配血试验。采血时不能同时采取两个人的血标本，以免发生混淆。

（2）取血：护士凭输血申请单到血库取血，并与血库人员共同做好查对，查对无误后，护士在交叉配血单上签名后方可提血。

（3）取血后：勿剧烈振荡血液以免红细胞大量破坏而引起溶血。不能将血液加温，以免血浆蛋白凝固变性而引起不良反应。如为库存血，应在室温下放置 15~20 min 后再输入。

（4）核对：输血前必须与另一护士再次进行核对，确定无误后方可输入。

（5）知情同意：输血前应征求患者的同意，签署知情同意书。

·评分标准·

表 8-1　密闭式静脉输血技术操作评分标准

流　程	要　　　求	核心指标	重要指标	普通指标
素质要求	1. 服装整洁、仪表端庄（佩戴手表）			
核对	2. 医嘱核对（操作前、中、后）；患者信息双向核查		▲	
评估	3. 评估患者病情、输血史及合作程度			
	4. 评估患者血管情况			
操作前	5. 洗手、戴口罩（六步法）			
	6. 备齐用物，放置合理			
操作过程	取血	7. 核对医嘱，携病历、用血通知单、提血单、血型单、提血箱至血库			
	8. 护士与发血者双人核对 a、配血报告（各项信息）；b、血袋标签（各项信息）；c、检查血袋包装、血液性质	★		
	输血	输血前护士双人核对 9. 血型检验报告单（各项信息）		▲	
	10. 血袋标签（各项信息）		▲	
	11. 检查血袋包装、血液性质		▲	
	12. 核实：血型检验报告单		▲	
	13. 双方在交叉配血报告单上签字			
	14. 至患者床旁核对姓名及血型（双人）	★		
	15. 操作顺序正确			
	16. 再次核对血型，合理调节输血速度，观察患者有无输血反应		▲	
操作后	17. 整理床单位、合理安置患者			
	18. 用物处理恰当			
	19. 洗手、记录			
	20. 输血袋用后需低温保存 24 h			

（续表）

流　　程	要　　求	核心指标	重要指标	普通指标
总体评价	21. 动作轻巧、稳重、准确			
	22. 与患者交流时态度和蔼，语言文明			
	23. 注意隐私保护、保暖			
	24. 遵循无菌原则			
理论知识	25. 回答全面、正确			

备注说明：标记"★"项为核心指标，标记"▲"项为重要指标，其余项均为普通指标。

九

皮内注射操作流程及评分标准

▼

· 定义 ·

皮内注射是将少量药液注射于表皮与真皮之间的方法。

· 适应证 ·

主要用于皮肤过敏试验、预防接种及局部麻醉的前驱步骤。

· 操作流程 ·

×床，请问您叫什么名字（并核对腕带）？因病情需要用青霉素，在用药之前需要做青霉素皮试，请问您以前用过青霉素吗？有什么药物过敏吗？那您的家人对青霉素过敏吗？你想做在哪侧手臂上？让我看一下好吗？我去准备一下，请稍等

素质要求 → 服装整洁，仪表端庄

↓

核对医嘱 ← ×床，×××，为上呼吸道感染患者，神志清，可以配合护理操作。已询问"三史"可以做青霉素皮试。我选择右前臂掌侧下 1/3 处，皮肤正常

↓

评估

↓

洗手、汇报

↓

备床号牌、剪刀、治疗盘、弯盘2个、开瓶器、砂轮（处于清洁备用状态）、急救盒（砂轮、空针、肾上腺素请教员核对）、酒精、安尔碘溶液、安尔碘棉球、纱布（有效期、量足）棉签、空针2副（有效期、外包装）遵医嘱选择青霉素80万 u、NS10ml（有效期、瓶身、安瓿无破损、无变质）请第二人核对。无菌巾（有效期、外包装）

擦桌、洗手、戴口罩准备用物 → 开启青霉素瓶盖，消毒瓶口，压棉球，消毒 NS 安瓿并打开，打开 5 ml 空针看：刻度清晰，回抽无漏气，衔接紧密，针头斜面朝下，抽4 ml NS注入青霉素瓶，充分摇匀，打开1 ml空针取出注射器，留针头在包装内，看刻度清晰。①抽青霉素稀释液 0.1 ml 加 NS 至 1 ml，抽少许空气摇匀药液，推至0.1 ml；②加NS至1 ml，抽少许空气摇匀药液，推至0.1 ml；③加NS至1 ml，抽少许空气摇匀药液，并排尽空气，更换针头，核对医嘱，将配制好的皮试液放置无菌盘内。核对床号牌并放在无菌盘上；取棉球压予青霉素瓶口，记录开瓶时间，并再次核对医嘱

↓

铺无菌盘配制皮试液

↓

携医嘱单，端治疗盘至床旁

↓

看医嘱单核对床头牌并问患者姓名或核对腕带，解释取得合作、协助取舒适卧位。暴露皮试部位

注射 → 75%乙醇溶液消毒皮肤 2 遍（螺旋式，由内向外，直径＞5 cm），取药液核对医嘱单、排尽空气并将药液排至整刻度，以医嘱单核对患者，绷紧皮肤5°角进针，斜面全部进入皮内，左手拇指固定针栓，注药液 0.1 ml，成皮丘，显露毛孔，拔针，勿按揉和压迫，再次核对，看时间

↓

告知注意事项

安置患者，告知：请不要用手拭去药液、不要按压皮丘、20 min 内不要离开病房，如有不适及时按铃，我会马上过来看您，谢谢您的配合，观察5 min 后离开病房

↓

洗手签名，签时间

↓

处理用物

↓

判断结果 → 20 min 后，按规定时间两名护士核对、观察结果，×床，×××，皮试时间到了，请让我们看一下好吗？有什么不舒服吗？（两名护士共同观察，皮丘无改变，周围无红肿，无自觉症状）告知患者及家属试验结果，协助取舒适卧位

↓

洗手

↓

记录结果

↓

汇报医生

·注意事项·

（1）严格执行查对制度和无菌操作原则。

（2）详细询问患者的用药史、过敏史及家族遗传史，如有过敏史，则不可对有过敏的药物进行皮试。

（3）皮试药液要现用现配，剂量要准确，并备肾上腺素等抢救药品及物品。

（4）做药物过敏试验消毒皮肤时忌用碘剂，以免影响对局部反应的观察。

（5）进针角度以针尖斜面能全部进入皮内为宜，角度过大易将药液注入皮下，影响结果。

（6）皮试结果阳性时，应告知医师、患者及家属，并予注明。

（7）告知患者皮试后 20 min 内不要离开病房及按揉操作部位。

（8）密切观察病情，及时处理各种过敏反应。

·相关知识·

1. 常用皮试液的浓度

（1）青霉素浓度：含 200~500 u/ml。

（2）链霉素：2 500 u/ml。

（3）破伤风浓度：150 u/ml。

（4）细胞色素 C 浓度：0.75 mg/ml。

（5）头孢菌素浓度：500 μg/ml。

2. 注射部位选择

（1）皮内试验为前臂掌侧下段。

（2）预防接种为上臂三角肌下缘。

（3）局部麻醉为实施局部麻醉处。

3. 青霉素试验液的配制方法

（1）用 80 万 u 青霉素 1 支加入 0.9% 生理盐水 4 ml 溶解，稀释后每 1 ml 含青霉素 20 万 u。

（2）用 1 ml 注射器吸取上液 0.1 ml，加生理盐水至 1 ml，则 1 ml 内含有青霉素 2 万 u。

（3）弃去 0.9 ml，余 0.1 ml，加生理盐水至 1 ml，则 1 ml 内含青霉素 2000 u。

（4）再弃去 0.9 ml，余 0.1 ml（或弃去 0.75 ml，余 0.25 ml）加生理盐水至 1 ml，则 1 ml 内含有青霉素 200 u（或 500 u），即配成皮试溶液。

4.青霉素过敏试验结果判定标准

（1）阴性：皮丘无改变，周围无红肿，无红晕，无自觉症状。

（2）阳性：皮丘隆起增大，出现红晕硬结，直径大于 1 cm，周围有伪足伴局部痒感；严重时可有头晕、心慌、恶心，甚至发生过敏性休克。

5.青霉素过敏性休克急救措施

（1）立即停药，协助患者平卧，报告医生，就地抢救。

（2）皮下注射 0.1% 盐酸肾上腺素 1 ml，小儿剂量酌减。症状如不缓解，可每隔半小时皮下或静脉注射该药 0.5 ml，直至脱离危险期。盐酸肾上腺素是抢救过敏性休克的首选药物，具有收缩血管、增加外周阻力、提升血压、兴奋心肌、增加心排出量以及松弛支气管平滑肌等作用。

（3）给予氧气吸入，改善缺氧症状。呼吸受抑制时，应立即进行口对口人工呼吸，并肌注尼可刹米、洛贝林等呼吸兴奋药。若发生呼吸心跳骤停，立即进行心肺复苏抢救，并及时行气管内插管或人工呼吸等急救措施。喉头水肿导致窒息时，应尽快施行气管切开。

（4）根据医嘱静脉注射地塞米松 5~10 mg 或将琥珀酸钠氢化可的松 200~400 mg 加入 5%~10% 葡萄糖溶液 500 ml 内静脉滴注；应用抗组胺类药物，如肌内注射盐酸异丙嗪 25~50 mg。

（5）静脉滴注 10% 葡萄糖溶液或平衡盐溶液扩充血容量。如血压仍不回升，可按医嘱加入多巴胺或去甲肾上腺素静脉滴注。

（6）密切观察病情，记录患者各项生命体征、神志和尿量等变化，为进一步治疗提供依据。

·附图·

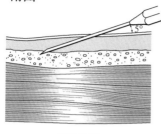 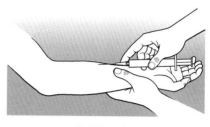

进针角度 　　　　　　　　　　　　　绷紧皮肤注射

图 9-1　皮内注射法

·评分标准·

表 9-1　皮内注射操作评分标准

项　目		要　求	核心指标	重要指标	普通指标
素质要求		1. 服装整洁、仪表端庄（佩戴手表）			
核对		2. 医嘱核对（操作前、中、后）；患者信息双向核查		▲	
		3. 药液双人核对			
评估		4. 评估环境、核对医嘱、注射部位皮肤情况、取得患者配合			
		5. 询问"三史"		▲	
操作前准备		6. 洗手、戴口罩（六步法）			
		7. 备齐用物，检查方法正确			
		8. 核对检查药品方法正确			
操作过程	皮试液配制	9. 铺无菌盘方法正确，不跨越无菌区			
		10. 药物溶解方法正确			
		11. 皮试液配制方法正确，剂量正确	★		
		12. 防止针头污染、正确摇匀			
		13. 注明药液配制时间			

(续表)

项 目		要 求	核心指标	重要指标	普通指标
操作过程	注射	14. 摆放舒适体位，正确选择注射部位			
		15. 酒精消毒皮肤范围，方法正确			
		16. 排气，并将药液调整在整刻度			
		17. 左手绷紧皮肤，不污染无菌范围			
		18. 5°~10° 进针，斜面全部进入皮内；注入 0.1 ml，剂量准确	★		
		19. 形成皮丘并显露毛孔 2~3 个		▲	
		20. 迅速拔针，不可按压			
		21. 告知相关注意事项，尤其强调床边观察 5 min		▲	
操作后		22. 整理床单位、合理安置患者			
		23. 用物处理恰当			
		24. 洗手、记录时间准确			
判断结果		25. 按规定时间两名护士核对			
		26. 正确判断实验结果（询问患者自觉症状、皮丘有无改变等）	★		
		27. 告知患者皮试结果、记录准确			
总体评价		28. 动作轻巧、稳重、准确			
		29. 与患者交流时态度和蔼，语言文明			
		30. 注意隐私保护、保暖			
		31. 遵循无菌原则			
		32. 操作流程熟练，时间 <10 min			
理论知识		33. 回答全面、正确			

备注说明：标记"★"项为核心指标，标记"▲"项为重要指标，其余项均为普通指标。

氧气吸入技术操作流程及评分标准

（十）

・定义・氧气吸入术是指通过给患者吸入高于空气中氧浓度的氧气，来提高患者肺泡内的氧分压，达到改善组织缺氧为目的的一种治疗方法。

・适应证・

（1）因呼吸系统疾患影响肺活量者，如哮喘、气胸等。

（2）心肺功能不全，使肺部充血致呼吸困难者，如心力衰竭时出现的呼吸困难。

（3）各种中毒引起的呼吸困难，氧不能由毛细血管渗入组织而产生缺氧。

（4）昏迷患者，如脑血管意外或颅脑损伤患者。

（5）某些外科手术前后患者、大出血休克患者、分娩时产程过长或胎儿心音不良等。

・操作流程・

素质要求 → 服装整洁，仪表端庄

↓

核对医嘱

至患者处（口述）：×床，×××，您好，您有些胸闷是吗？我先帮您搭搭脉……（数脉搏、测呼吸），您脉搏正常的，呼吸有点急，您别担心，医生给您开了吸氧，您以前做过鼻部手术吗？现在有没有鼻塞，我帮您看看好吗……（试患者鼻部是否通气）？请您稍等，我去准备一下，一会就把氧气给您接上

↓

×床，×××，诊断为××，主诉胸闷气急，无发绀，脉搏×× 次/min，呼吸×× 次/min，有轻度缺氧的症状，患者意识清楚，能配合。患者双侧鼻腔通畅，我选用双腔鼻导管 ← 评估

↓

汇报

↓

治疗盘、弯盘、吸氧装置、吸氧导管、冷开水壶、盛水小杯、棉签、纱布、吸氧巡视单，并检查各物品，氧气湿化瓶内加入冷开水（1/2~2/3），盛水小杯内加入冷开水 ← 洗手、戴口罩准备用物

↓

患者准备

口述："×床，×××，我把氧气装置准备好了，现在给您接上好吗？要不要把您的床头摇高一点？"检查墙壁吸氧装置，口述：墙壁吸氧装置无漏气、环境清洁、无明火、无污染。帮助患者清洁鼻腔

↓

连接鼻导管、测氧气顺利流出、遵医嘱调节氧流量（浮标以上线为准，球以中心为准）、固定鼻导管 ← 吸氧

↓

记录 → 用氧开始时间、氧流量

↓

口述：×××，我已经把氧气给您接好了，现在感觉好一点吗？由于氧气易燃易爆，请您和家属在吸氧的过程中不要吸烟或者使用打火机，同时吸氧时不要通过嘴巴呼吸，用鼻子呼吸并且不要随意调节氧流量和摘除鼻导管，如果感到咽部发干或者胸闷憋气加重，请及时打铃叫我，我也会经常过来看您的，谢谢您的配合 ← 观察并指导呼吸、宣教

↓

整理用物安置患者

↓

吸氧结束

评估患者缺氧改善的情况（问症状是否缓解、测脉搏和呼吸、观察有无呼吸困难和发绀，如发生病情变化及时汇报医生），向患者解释后取下鼻导管，清洁面部后关闭氧气→协助患者取舒适体位→向患者解释、给患者保暖后离开→记录用氧停止时间、吸氧时间和缺氧改善情况→整理用物、洗手、签字

·注意事项·

（1）用氧前检查氧气装置有无漏气，是否通畅。

（2）严格遵守操作规程，注意用氧安全，切实做好"四防"，即防火、防油、防热、防震。指导患者及探视者用氧时禁止吸烟。氧气筒搬运时避免倾倒撞击，周围严禁烟火及易燃品，以防引起燃烧。氧气表及螺旋口勿上油，也不用带油的手装卸。

（3）用氧过程中，观察患者生命体征、用氧后的效果，定时观察氧流量、湿化瓶内水量，检查用氧设备工作状态是否良好，供氧管道是否通畅，保证用氧安全。

（4）根据病情调节流量：低流量给氧：1~2 L/min；中流量给氧：2~4 L/min；高流量给氧：4~6 L/min。

（5）使用氧气时，应先调节流量后应用；停氧时先拔出鼻导管，再关闭氧气开关。以免一旦关错开关，大量氧气突然冲入呼吸道而损伤肺部组织。

（6）氧气筒"空""满"标识应清晰，以免急用时搬错而影响抢救。氧气筒内的氧气勿用尽，压力表至少要保留 5 kg/cm^2，以防灰尘进入筒内，再充氧时引起爆炸。

（7）持续吸氧的患者，应当保持管道通畅，每日更换湿化瓶，双侧鼻腔交替插管。面罩吸氧时，注意检查面部、耳廓皮肤受压情况。

（8）用氧过程中，应加强监测。新生儿吸氧应严格控制用氧浓度和用氧时间。

·相关知识·

1. 氧浓度与氧流量的换算法

吸氧浓度（%）=21 + 4× 氧流量（L/min）。

2. 氧疗的种类

低浓度氧疗，吸氧浓度小于 40%；中浓度氧疗，吸氧浓度为40%~60%；高浓度氧疗，吸氧浓度在 60% 以上；高压氧疗，吸氧浓度为100%。

3.氧中毒的临床表现

呼吸加快，恶心、呕吐、烦躁、断续干咳。

4.氧中毒预防措施

避免长时间高浓度氧疗，经常做血气分析，动态观察氧疗效果。

·评分标准·

表10-1 氧气吸入技术操作评分标准

流程		要求	核心指标	重要指标	普通指标
素质要求		1.服装整洁、仪表端庄（佩戴手表）			
核对		2.医嘱核对（操作前、中、后）；患者信息双向核查			
评估		3.询问、了解患者身体状况，向患者解释，取得配合（意识、脉搏、呼吸、合作程度）			
		4.评估患者鼻腔情况			
操作前准备		5.洗手、戴口罩			
		6.备齐用物，检查方法正确			
操作过程	安全与舒适	7.安全用氧（漏气、明火、有污染）	★		
		8.患者体位舒适、环境清洁			
	吸氧	9.清洁鼻腔			
		10.连接鼻塞（鼻导管），检查是否通畅			
		11.遵医嘱正确调节氧流量（提问）	★		
		12.鼻塞（鼻导管）轻轻插入患者鼻孔			
		13.固定导管牢固、美观			
		14.告之注意事项，正确指导患者吸氧		▲	
		15.记录用氧时间			
		16.观察缺氧情况，各项操作步骤正确		▲	
		17.操作后洗手、用物放回原处			
	停止吸氧	18.关闭氧气顺序正确		▲	
		19.帮助患者清洁面部			
		20.记录停止时间及吸氧时间			

（续表）

流　程	要　求	核心指标	重要指标	普通指标
操作后	21. 整理床单位，合理安置患者			
	22. 用物处理恰当			
	23. 洗手、记录			
总体评价	24. 动作轻巧、稳重、准确			
	25. 与患者交流时态度和蔼，语言文明			
	26. 注意隐私保护、保暖			
理论知识	27. 回答全面、正确			

备注说明：标记"★"项为核心指标，标记"▲"项为重要指标，其余项均为普通指标。

十一

鼻饲技术（含插胃管）操作流程及评分标准

·定义· 鼻饲即鼻饲法是将导管经鼻腔插入胃内，从管内输注食物、水分和药物，以维持患者的营养治疗的技术。

·适应证·

（1）不能经口进食者，如口腔疾患、口腔手术后、食管狭窄、食管气管瘘、某些手术后或肿瘤患者。

（2）不能张口的患者，如昏迷、破伤风、早产儿及病情危重的患者。

（3）拒绝进食者。

（4）早产婴儿和病情危重的婴幼儿。

·操作流程·

素质要求 → 服装整洁，仪表端庄

核对医嘱

×床，×××，诊断为××，遵医嘱鼻饲营养液××ml。患者神志清楚，能配合操作，无腹胀，鼻腔黏膜无充血、水肿，鼻中隔无偏曲

评估 → 双向核对后解释："×××，因您不能从口腔进食，为补充能量，准备给您留置胃管并注入营养液，我帮您检查一下好吗？"患者平卧，放松腹部，1看（平视），2触（剑突下按压），3听（摆动腹部有无震水音），4查（鼻腔黏膜有无充血、水肿，鼻中隔有无偏曲，问：近期有无做过鼻腔手术）。"我去准备一下物品，请稍等"

洗手、汇报

治疗车上层大治疗盘内置鼻饲包（治疗巾、镊子、左手手套、压舌板、纱布2块、弯盘）、胃管、石蜡油、别针、橡皮筋、红色记号笔、小药杯（冷开水）、胶布、棉签、弯盘、50 ml空针1副、水温计、温开水1杯、鼻饲液150 ml（测试鼻饲液温度在38~40℃）、听诊器（需要时备血管钳）

擦桌、洗手、戴口罩、准备用物

患者准备 → 核对、解释，取半卧位，备胶布，用棉签蘸冷开水清洁鼻腔，在被子内摸剑突位置并做记号。在床头柜上打开鼻饲包，治疗巾铺于颌下，空针、胃管打开投放于鼻饲包包布上，在弯盘内倒石蜡油于纱布上。戴手套，检查胃管是否通畅，测量长度，润滑胃管前端，弯盘置口角旁

左手持镊子插胃管（14~16 cm时用压舌板查看是否盘在口腔内，并嘱患者做吞咽动作），快到刻度时把纱布弃于弯盘内，判断胃管是否在胃内（①胃管末端放在冷开水中看无气泡逸出；②用空针注入10 ml空气听气过水声；③回抽见有胃内容物，再注入20 ml温开水，用血管钳夹闭胃管末端），固定一条胶布。纱布擦拭面颊、口角，撤弯盘，脱手套，另一胶布固定胃管于脸颊上，做记号

插胃管

鼻饲 → 双手抽吸鼻饲液50 ml×3次，缓慢匀速注入（避免灌入空气，每次抽吸鼻饲液时应用血管钳夹闭胃管末端），口述："一次鼻饲量不超过200 ml，时间间隔>2 h，观察患者有无恶心、呕吐。"鼻饲完毕再注入20 ml温开水，胃管末端反折，纱布包好，别针固定

安置患者

医嘱签名、签时间，记录鼻饲时间、鼻饲液种类、量、患者反应

洗手、记录 → 安慰患者，清洁其口、鼻、面部，协助取斜坡卧位，嘱保持20~30 min，以防呕吐，整理床单位，告知在带管过程中的注意事项（①防止导管滑脱，如洗脸、咳嗽时应注意保护；②保持口腔清洁，我们会定时给您做口腔护理的）

整理用物、洗手

·注意事项·

（1）插管时动作要轻柔，以免损伤食管黏膜，尤其是通过食管的3个狭窄部位时。

（2）昏迷患者插管时，应将其头向后仰，当胃管插入10~15 cm时，托起患者头部，使下颌靠近胸骨柄，以利于插管。

（3）插管过程中如患者出现呛咳、呼吸困难、发绀等，表示误入气管，应立即拔出胃管。嘱患者休息片刻后再重新插管。

（4）每次鼻饲前检查胃管是否在胃内，喂食前后用少量温开水冲洗管道，防止鼻饲液凝结。并检查患者有无胃潴留，胃内容物超过150~200 ml时，应当通知医师减量或者停止鼻饲。

（5）鼻饲液温度38~40 ℃，避免过冷过热；新鲜果汁与奶液应分别注入，防止产生凝结；药片应研碎溶解后注入。鼻饲前后均应用温开水20 ml冲洗胃管，防止堵塞。

（6）对长期鼻饲的患者床头抬高30°~45°，鼻饲速度缓慢均匀，间断、持续给予鼻饲，每天口腔护理2次。

（7）对于长期进行鼻饲的患者，应定期更换胃管。

·相关知识·

1. 胃管插入长度

成人45~55 cm（前额发迹至剑突处或耳垂经鼻尖到剑突处的距离），儿童约为14~18 cm。

2. 食管的3个狭窄

环状软骨水平处，平气管分叉处，食管通过膈肌处。

3. 鼻饲技术禁忌证

①鼻腔有异物者；②呼吸功能不良者；③上消化道出血，食管胃底静脉曲张者；④鼻腔、食管手术后以及食管癌和食管梗阻的患者。

4. 如何证明胃管在胃内

（1）接注射器抽吸，有胃液被抽出。

（2）用注射器从胃管注入空气，同时置听诊器于剑突下，能听见气过水声。

（3）将胃管末端放入盛水碗内，无气体逸出。如有大量气体逸出，表明误入气管。

（4）可通过摄 X 线片确认在胃内。

·附图·

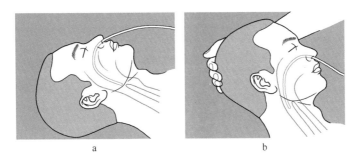

图 11-1　昏迷患者胃管插入示意图

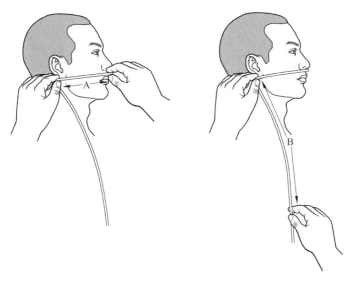

图 11-2　插入胃管长度测量示意图

·评分标准·

表 11-1 鼻饲技术操作评分标准

流　程	要　　　求	核心指标	重要指标	普通指标
素质要求	1. 服装整洁、仪表端庄（佩戴手表）			
核对	2. 医嘱核对（操作前、中、后）；患者信息双向核查		▲	
评估	3. 了解病情、意识状态和合作程度		▲	
	4. 向患者解释鼻饲的目的			
操作前准备	5. 洗手（六步法）、戴口罩，方法正确			
	6. 备齐用物（留置胃管、鼻饲、拔管），放置合理			
	7. 鼻饲液温度适合			
置管	8. 解释，告知配合注意事项			
	9. 患者体位正确、舒适		▲	
	10. 选择鼻腔并清洁，方法正确			
	11. 打开鼻饲包，用物准备合理（胶布、铺巾、空针）			
	12. 检查胃管是否通畅、确定胃管放置长度	★		
	13. 涂液体石蜡，插胃管方法正确			
	14. 插入胃管适当深度，注意及时观察（口腔、呼吸）		▲	
	15. 检查胃管在胃内方法正确（三种方法），要求 2 人确认	★		
	16. 胃管固定方法适宜（双固定），并做标记			
鼻饲	17. 再次确认胃管在胃内	★		
	18. 鼻饲前用 20 ml 温开水冲洗胃管			
	19. 鼻饲溶液温度适宜 38~40 ℃			
	20. 鼻饲速度适宜			
	21. 鼻饲量适宜，不超过 200 ml/ 次		▲	
	22. 每次鼻饲间隔时间 >2 h			

（续表）

流　程	要　　求	核心指标	重要指标	普通指标
鼻饲	23. 鼻饲后用 20 ml 温开水冲洗胃管			
	24. 鼻饲过程中注意观察患者反应		▲	
	25. 喂毕正确处理胃管末端			
	26. 妥善固定胃管，方法正确			
	27. 妥善安置患者，体位正确			
	28. 告知注意事项（防滑脱、保持口腔清洁）			
拔管	29. 解释，告知配合注意事项			
	30. 拔管方法正确			
	31. 正确处理胶布印			
操作后	32. 整理床单位，合理安置患者			
	33. 整理用物，正确处置用物			
	34. 洗手、签名，记录方法正确			
总体评价	35. 动作轻巧、稳重、准确			
	36. 与患者交流时态度和蔼，语言文明			
	37. 注意隐私保护、保暖			
	38. 操作流程熟练 <15 min			
理论知识	39. 回答全面、正确			

备注说明：标记"★"项为核心指标，标记"▲"项为重要指标，其余项均为普通指标。

灌肠（大量不保留灌肠）技术操作流程及评分标准

· 定义 · 灌肠术是将一定量的液体由肛门经直肠灌入结肠，以帮助患者清洁肠道、排便、排气或由肠道供给药物，达到确定诊断和治疗目的的方法。根据灌肠的目的可分为不保留灌肠和保留灌肠，以下仅介绍大量不保留灌肠。

· 适应证 · 大量不保留灌肠的适应证如下。

（1）便秘、肠胀气患者。

（2）肠道手术、检查或分娩患者。

（3）中毒患者。

（4）高热患者。

· 操作流程 ·

素质要求 → 服装整洁，仪表端庄

报告教员：×床，×××，诊断为××，意识清楚，能配合操作。患者大便正常，肛周皮肤完整，遵医嘱行×××灌肠，需要准备××灌肠液××ml

核对医嘱

评估 → 带屏风、输液架至病房，请家属离开，关门，至床边问：您叫什么名字或核对腕带，解释，询问：身体情况、排便情况、局部手术史；检查：肛周皮肤（完整性，有无痔疮、肛裂）；交代：您需要上厕所吗？并准备一些卫生纸在床边。我去准备一下物品

洗手、汇报

治疗车上层：治疗盘、一次性灌肠袋（内有手套、纸巾、治疗巾、肥皂液）、石蜡油、1 000 ml量杯、5 ml空针、水温计、弯盘2个、医嘱本（根据医嘱另备溶液配制所需用物）；治疗车下层：尿布、便器、便器巾。配制溶液（空针抽2 ml灌肠液+1 000 ml水→0.15%），测试温度（39~41 ℃）

擦桌、洗手、戴口罩、准备用物

患者准备 → 核对床号、姓名，解释，了解排尿情况，请家属离开，关门窗、围屏风，协助患者取左侧卧位：双腿屈曲，垫尿垫，脱裤至膝部，移臀至床边（注意保暖），一次性灌肠袋内取治疗巾、垫巾，弯盘移至近肛门处

取输液架，调整高度（液面距肛门40~60 cm），整理灌肠袋内用物，取灌肠袋、关开关，整理导管，灌肠袋挂输液架，倒溶液于灌肠袋内，左手戴手套，石蜡油倒于纸巾上，润滑肛管，排气、夹管

准备灌肠液

灌肠 → 核对，左手分开臀裂、露出肛门，嘱患者深呼吸，肛管插入肛门7~10 cm，固定肛管，松开关，观察液面下降情况，了解患者反应

问题处理：①溶液流入受阻：左右移动肛管或挤压肛管；②有便意：指导患者做深呼吸，适当调低灌肠袋高度，减慢流速；③患者有心慌、气促等不适症状，指导平卧，防止意外发生

拔管 → 关闭开关，左手取纸巾，右手捏住肛管，嘱患者深呼吸，纸巾包裹肛管拔出，擦拭肛门，嘱患者收缩肛门，反脱手套，包住肛管，灌肠袋置弯盘内，治疗巾包裹弯盘等用物放治疗车下层，患者平卧，嘱保留5~10 min后排便（必要时给予便器），撤尿垫，整理床单位，置呼叫器、卫生纸于床边，撤屏风、输液架，开窗通风，需要时协助患者洗手

洗手、签名、记录

记录灌肠后排便情况，注意色、质、量及灌肠前后排便次数

整理用物、洗手

·注意事项·

（1）妊娠、急腹症、严重心血管疾病等患者禁忌行大量不保留灌肠。

（2）伤寒患者灌肠液量不得超过 500 ml，压力要低（液面不得超过肛门 30 cm）。

（3）肝昏迷患者禁用肥皂水灌肠；充血性心力衰竭和水钠潴留患者禁用 0.9%氯化钠溶液灌肠。

（4）正确配制灌肠液，准确掌握灌肠溶液的温度、浓度、流速、压力和溶液的量。

（5）灌肠过程中随时观察患者的病情变化，如发现脉速、面色苍白、出冷汗、心慌气促、剧烈腹痛，应立即停止灌肠，及时与医生联系，采取急救措施。

·相关知识·

1. 灌肠液的量、温度及灌肠后记录方式

（1）成人用量 500~1 000 ml/ 次；小儿用量 200~500 ml/ 次。

（2）一般温度为 39~41 ℃，降温时 28~32 ℃，中暑时为 4 ℃。

（3）灌肠后排便一次记录为 1/E。

2. 小量不保留灌肠常用灌肠液

（1）"1、2、3"灌肠液：50 % 硫酸镁 30 ml、甘油 60 ml、温开水 90 ml。

（2）甘油或液体石蜡 50 ml 加等量温开水。

·附图·

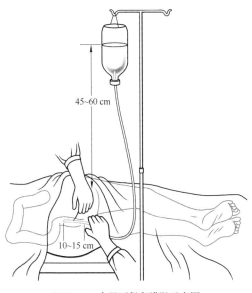

图 12-1 大量不保留灌肠示意图

·评分标准·

表 12-1 灌肠技术操作评分标准

流　程	要　　求	核心指标	重要指标	普通指标
素质要求	1. 服装整洁、仪表端庄（佩戴手表）			
核对	2. 医嘱核对（操作前、中、后）；患者信息双向核查		▲	
评估	3. 了解病情、意识状态和合作程度			
	4. 检查肛周皮肤、解释灌肠目的			
	5. 有无禁忌证			
操作前准备	6. 洗手（六步法）、戴口罩，方法正确			
	7. 备齐用物（患者备物、操作用物）			
	8. 灌肠液配制方法正确		▲	
	9. 测试灌肠液温度，方法正确			
操作过程	10. 解释、排尿、关门窗			
	11. 患者体位正确		▲	

(续表)

流　程	要　　求	核心指标	重要指标	普通指标
操作过程	12. 灌肠筒高度适中（40~60 cm）		▲	
	13. 润滑肛管，排尽空气			
	14. 充分暴露肛门，方法正确			
	15. 插管部位、手法正确，深度适宜（7~10 cm）	★		
	16. 固定肛管，无脱出、无漏液			
	17. 观察：插管过程反应、液面下降速度		▲	
	18. 特殊问题的处理：受阻、便意、心慌不适	★		
	19. 拔管时捏紧或折叠肛管无回流			
	20. 手纸、铃放于患者手边			
	21. 解释注意事项			
	22. 观察大便性状、颜色、量、次数			
操作后	23. 整理床单位，合理安置患者			
	24. 整理用物，正确处置用物			
	25. 洗手、签名，记录方法正确			
总体评价	26. 动作轻巧、稳重、准确			
	27. 与患者交流时态度和蔼，语言文明			
	28. 注意隐私保护、保暖			
	29. 操作流程熟练 <10 min			
理论知识	30. 回答全面、正确			

备注说明：标记"★"项为核心指标，标记"▲"项为重要指标，其余项均为普通指标。

穿脱隔离衣技术操作流程及评分标准

▼

· 目的 · 保护工作人员和患者，防止病原微生物播散，避免交叉感染。

· 操作流程 ·

素质要求 → 服装整洁，仪表端庄

评估 → 1. 患者病情，需要采取的隔离种类、隔离措施
2. 进入病房需要携带的物品

隔离衣（大小合适、无破洞、无潮湿）、夹子、衣架、脱隔离衣处必须有洗手池，应携带的物品 ← 准备物品

人员准备 → 取下手表，穿工作服，带好口罩、帽子

1. 手持衣领从衣钩上取下隔离衣，清洁面向自己，将衣领的两端向外，向领中央折齐，右手示、中和环指分别插入领的各折叠处，拇、小指在外持住衣领对齐户缝，露出袖笼
2. 左手伸入袖内，右手持衣领向上拉，使左手露出来
3. 换左手持衣领，右手伸入袖内，举手将袖抖上。注意勿触及面部
4. 两手持衣领，由领子中央顺着边缘向后将领扣扣好；再扣好袖扣
5. 将隔离衣一后面将边缘对齐，向一侧折叠，以一手按住，另一手将腰带拉至背后压住折边（约在腰下5 cm处）腋中线拉住，然后渐向前拉，直到看到边缘，同法捏住另一侧边缘，双手在叠处，将腰带从背后交叉，回到前面打一活结，注意勿使折处松散
6. 如隔离衣衣袖过长，可将肩部组扣扣上，穿好隔离衣，即可进行工作 ← 穿隔离衣

进入病房进行必要的操作

脱隔离衣 →
1. 解开腰带，在前面打一活结
2. 解开两袖口及肩扣子，在肘部将部分袖子塞入工作服下，使两手露出来，便于洗手
3. 六部洗手法将双手洗干净
4. 解开领扣，右手伸入左侧衣袖里拉下左袖过手，用遮盖的左手握住右手隔离衣袖外面将袖拉下，两手在袖内解开腰带，两手轮换握住袖子，渐渐自袖管中退出，再用右手撑住工作衣肩缝撤出左手，随即用左手握住领子的外面再脱出右手
5. 两手握住领子，将隔离衣两边对齐（如挂在半污染区的隔离衣，清洁面向外），挂在衣钩上
6. 脱不再穿的隔离衣方法同前，脱下后将隔离衣的清洁面向外翻，卷好投入污衣袋中

洗手

·注意事项·

（1）隔离衣的长短要合适，须全部遮盖工作服。

（2）隔离衣每日更换，如有潮湿或污染，应立即更换。

（3）穿脱隔离衣过程中避免污染衣领和清洁面，始终保持衣领清洁。

（4）穿好隔离衣后，双臂保持在腰部以上，视线范围内；不得进入清洁区，避免接触清洁物品。

（5）消毒手时不能沾湿隔离衣，隔离衣也不可触及其他物品。

（6）脱下的隔离衣如挂在半污染区，清洁面向外；挂在污染区则污染面向外。

·相关知识·

1. 清洁区

凡未与患者接触，未被病原微生物污染的区域称为清洁区，如治疗室、更衣室、值班室、配膳室及库房等。

2. 半污染区

有可能被病原微生物污染的区域称为半污染区，如医护办公室、化验室、内走廊及出院卫生处置室等。

3. 污染区

凡被病原微生物污染或被患者直接接触和间接接触的区域称为污染区，如病房、厕所、浴室等。

·附图·

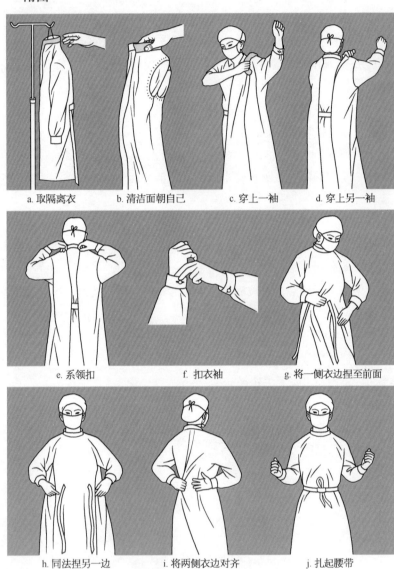

a. 取隔离衣　　　b. 清洁面朝自己　　　c. 穿上一袖　　　d. 穿上另一袖

e. 系领扣　　　f. 扣衣袖　　　g. 将一侧衣边捏至前面

h. 同法捏另一边　　　i. 将两侧衣边对齐　　　j. 扎起腰带

图 13-1　穿隔离衣示意图

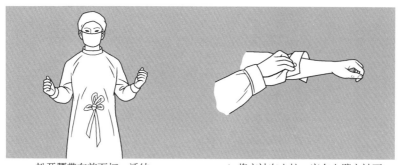

a. 松开腰带在前面打一活结　　　　　　b. 将衣袖向上拉，塞在上臂衣袖下

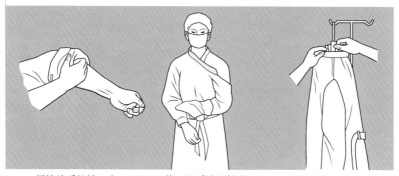

c. 用清洁手拉袖口内　　d. 将一只手放在袖内，　　e. 提起衣领，对齐衣边
　　的清洁区　　　　　　　拉另一袖的污染区　　　　　挂在衣钩上

图 13-2　脱隔离衣示意图

·评分标准·

表 13-1　穿脱隔离衣技术评分标准

流　程	要　　　求	核心指标	重要指标	普通指标
素质要求	1. 服装整洁、仪表端庄			
评估	2. 根据患者病情，给予不同的隔离方法			
操作前准备	3. 备齐用物			
	4. 人员准备			

（续表）

流　程	要　求	核心指标	重要指标	普通指标
操作过程	5. 隔离衣大小合适			
	6. 无破洞，无潮湿		▲	
	7. 穿隔离衣顺序准确		▲	
	8. 污染后的手不能碰清洁面		▲	
	9. 隔离衣穿好后能充分盖住工作服			
	10. 脱隔离衣顺序准确			
	11. 系或解领带时勿使衣袖触及面部或工作帽			
	12. 清洁面没被污染	★		
	13. 挂隔离衣时不使衣袖露出或衣边污染面盖过清洁面			
总体评价	14. 穿脱隔离衣的顺序准确，动作优美			
	15. 清洁面、污染面概念清楚			
理论知识	16. 回答全面、正确			

备注说明：标记"★"项为核心指标，标记"▲"项为重要指标，其余项均为普通指标。

十四

导尿技术操作流程及评分标准

·定义· 导尿术是指在严格无菌操作下，用导尿管经尿道插入膀胱引出尿液的方法。

·适应证·

（1）各种下尿路梗阻所致尿潴留。

（2）危重患者抢救时留置尿管，监测肾功能。

（3）膀胱疾病诊断与治疗。

（4）进行尿道或膀胱造影。

（5）留取未受污染的尿标本做细菌培养。

（6）盆腔内器官手术前的常规导尿，避免手术中损伤。

（7）膀胱内药物灌注或膀胱冲洗。

（8）探查尿道有无狭窄，了解少尿或无尿原因。

·操作流程·

素质要求 → 服装整洁，仪表端庄

↓

报告教员：×床，×××，诊断为×××，意识清楚，配合良好，经检查腹部无膨隆，膀胱轻度充盈，会阴部皮肤完整。是否可以开始导尿操作？ ← 核对医嘱

↓

治疗车上层：治疗盘（安尔碘、棉签）、安尔碘棉球罐、弯盘、无菌手套、无菌持物镊2把、0.05%洗必泰溶液、橡皮中单、棉垫、大毛巾、橡皮筋、别针、胶布、双腔气囊导尿管1根、20ml注射器2副、集尿袋、导尿包（①弯盘：左手手套、小药杯内放棉球6个、止血钳；②弯盘：治疗巾、洞巾、试管、小药杯内放棉球4个、止血钳、镊子、普通导尿管1根、石蜡油小瓶）。治疗车下层：便器、上盖便器巾 ← 评估 → 带屏风至病房门口，请家属离开，关门。"×××，您好。根据医嘱给您留小便做细菌培养，看看有没有感染。您不要紧张。插的时候哈哈气，感觉就会好多的（示范）。我检查一下好吗？"体检：视（腹部）、触（双手交错，上下波动）、叩（脐上一指，依次向下叩诊至耻骨联合上）、查（会阴部皮肤）。协助穿裤子。口述：我准备好就过来洗手

↓

汇报

↓

洗手、戴口罩准备用物

↓

导尿包置患者两腿间→打开导尿包并整理（翻转包→棉球小杯置右外侧，手套置右下侧，止血钳搁弯盘上）→常规消毒洗必泰液包装后安尔碘棉球压口→用空针抽洗必泰液10ml注入棉球杯内→戴左手手套→右手拿止血钳夹弯盘（弯侧对操作者）、小杯置大腿间→夹棉球消毒，污棉球置弯盘内（顺序：①阴阜中间擦至近肛门口；②左侧大阴唇；③右侧大阴唇，左手分开大阴唇固定；④左侧小阴唇；⑤右侧小阴唇；⑥尿道口擦至肛门口，旋转消毒肛门口）→止血钳夹小药杯置弯盘内，夹弯盘置床尾外侧→止血钳放于弯盘内→脱手套 ← 患者准备 → 床边核对，请家属离开，关门窗，必要时围屏风。问：×××，物品我准备好了，现在插可以吗？松床尾→裹肩部→抬臀垫橡皮中单与棉垫→摆体位。顺序：屈膝仰卧位→抬臀→脱对侧裤腿盖于近侧腿上（被窝内）→指导协助双膝外展→盖大毛巾于近侧腿（大腿→小腿→足部，保持外展位）。整理被子（腹部→推被子于一侧→裹大腿整理床尾）。注意保暖，口述：不能自理者帮助擦洗会阴

↓

初步消毒

左手分开小阴唇露出尿道口并固定→消毒顺序：中、左、右、尿道口，→取止血钳夹弯盘至大腿间→止血钳反夹尿管→核对姓名，指导患者放松（口述：×××，不要紧张，哈哈气）→插管，见尿进1 cm→左手固定尿管，右手止血钳夹闭→尿管口向上放置→右手取无菌试管打开盖子，试管放于棉球小杯内→留取尿标本5 ml→倒尿于便器内，一次，（口述：第一次放尿应<1 000 ml）→夹闭尿管，盖试管盖，标本（连小药杯）置治疗车上

开包

再次消毒、插管

无菌持物镊打开导尿包，检查指示带（口述：指示带已变色），置污弯盘内→操作前准备（棉球小杯置右外侧，洞巾、治疗巾置弯盘下方，石蜡油小瓶置弯盘下方治疗巾右侧、空针、试管、止血钳、镊子搁弯盘上）→打开便器上便器巾→戴无菌手套→铺治疗巾（裹手保护不被污染）、洞巾（对尿道口，与治疗巾相反手法）→助手协助取尿袋（关闭开关）、导尿管、20 ml空针、打气检查气囊并将导尿管放入弯盘内，空针抽洗必泰液15 ml→湿润棉球（3~5 ml）→套上空针盖帽，左手取石蜡油瓶，右手取镊子夹棉球润滑导尿管（2根），夹型号不合适的一根置于弯盘右上方，取出纱布→夹小药杯置大腿间（近膝关节位置）

安慰患者→取注射器向导尿管气囊内注入10~15 ml生理盐水→轻拉尿管（有阻力感），证实尿管固定在膀胱内

固定导尿管

尿管从洞巾口反穿出，取集尿袋，与尿管连接

连接集尿袋

撤洞巾、治疗巾，脱手套于弯盘内，整理用物置于治疗车下层（右侧），盖便器盖布，取胶布固定于大腿内侧，从大腿下穿过，尿袋固定于床边或挂钩，撤除大毛巾、盖被子，协助患者穿裤子，撤中单、棉垫，整理床单位，固定别针、橡皮筋，观察引流情况

操作后

宣教

×××，尿管插好了。要注意：①要多喝水；②在床上管子不能打折或被压住；③起床时尿袋的位置要低；④如需要我们会定期来给你夹管的；⑤你可以经常做提肛肌的训练

处理

送检标本→整理用物→洗手→核对医嘱，签名→记录

·注意事项·

（1）严格执行查对制度和无菌技术操作原则。

（2）膀胱过度膨胀且衰弱的患者一次放尿不宜超过 1 000 ml，以防出现虚脱和血尿。

（3）为女患者插尿管时，如导尿管误入阴道，应另换无菌导尿管重新插管；如遇阻力时切忌强行插入，可嘱患者缓慢深呼吸，慢慢插入尿管。

（4）双腔气囊导尿管固定时要注意膨胀的气囊不能卡在尿道内口，以免造成黏膜损伤。

（5）指导患者在留置尿管期间保证充足的水分摄入，预防发生尿路感染和结石。

（6）保持尿袋高度低于耻骨联合水平，防止逆行感染；防止尿管打折、弯曲、受压、牵拉、堵塞，保持引流通畅。

（7）指导长期留置尿管的患者进行膀胱反射功能训练，以促进膀胱功能的恢复。

·相关知识·

（1）女性尿道长 4~5 cm，较男性尿道短、直、粗，易发生尿道逆行感染。

（2）尿量鉴别：正常成人 24 h 尿量为 1 000~2 000 ml，多尿是指 24 h 尿量超过 2 500 ml。少尿是指 24 h 尿量少于 400 ml。无尿是指 24 h 尿量少于 100 ml。

·评分标准·

表 14-1　导尿技术（女）操作评分标准

流　程	要　　　求	核心指标	重要指标	普通指标
素质要求	1. 服装整洁、仪表端庄（佩戴手表）			
核对	2. 医嘱核对（操作前、中、后）；患者信息双向核查		▲	

（续表）

流　程	要　　求	核心指标	重要指标	普通指标
评估	3. 了解病情、评估意识状态和合作程度			
	4. 解释导尿目的			
	5. 了解膀胱充盈程度及皮肤情况：体位、视、触、叩，检查会阴部皮肤			
操作前准备	6. 洗手（六步法）、戴口罩			
	7. 备齐用物（患者备物、操作用物）			
操作过程	**患者准备** 8. 解释；关门窗，遮挡保护，告知注意事项			
	9. 垫一次性尿垫			
	10. 脱对侧裤腿、保暖			
	11. 摆放双腿位置，操作部位暴露合理			
	12. 清洗外阴（口述）			
	初次消毒 13. 开导尿包，用物准备			
	14. 湿润棉球（适中）			
	15. 消毒，顺序正确（中、左、右；左、右、中）		▲	
	再次消毒 16. 开内包，整理用物（摆放合理）			
	17. 戴无菌手套			
	18. 铺治疗巾、洞巾（方法正确）			
	19. 准备用物、夹闭尿袋、检查导尿管气囊			
	20. 湿润棉球（适中）、润滑导尿管			
	21. 消毒（中、左、右、中）	★		
	插管 22. 插管（位置正确）未被污染	★		
	23. 见尿液再插入 1~2 cm		▲	
	24. 固定导尿管		▲	
	25. 按需留取尿标本			
	26. 倾倒尿液（第一次放尿＜1 000 ml）		▲	
	固定 27. 内固定（气囊腔注入液体 10~15 ml）并确认	★		
	28. 连接尿袋（导尿管穿出洞巾手法正确）			
	29. 脱手套，用物整理			
	30. 固定、标示、观察			

流　程	要　　求	核心指标	重要指标	普通指标
操作后	31. 整理床单位，安置患者并指导			
	32. 整理用物，正确处置用物			
	33. 洗手，签名，记录方法正确			
总体评价	34. 无菌观念强		▲	
	35. 动作轻巧、稳重、准确			
	36. 与患者交流时态度和蔼，语言文明			
	37. 注意隐私保护、保暖			
	38. 操作流程熟练 <15 min			
理论知识	39. 回答全面、正确			

备注说明：标记"★"项为核心指标，标记"▲"项为重要指标，其余项均为普通指标。

经气管插管／气管切开吸痰术
操作流程及评分标准

▼

·定义· 是指经人工气道（气管插管／气管切开术）将呼吸道的分泌物吸出，以保持呼吸道通畅，预防吸入性肺炎、肺不张、窒息等并发症。

·适应证·

（1）昏迷患者。

（2）痰液特别多有窒息可能的患者。

（3）需气管内给药，注入造影剂或稀释痰液的患者。

·操作流程·

素质要求 → 服装整洁，仪表端庄

×××，您现在有痰吗？我听一下好吗，听诊4个部位，查看呼吸机参数是否在正常范围

医嘱：吸痰 1/h，必要时 ← 核对医嘱

口述：×床，×××，因×××经气管切开呼吸机辅助呼吸，心电监护，患者意识清，前 2 次痰量约 × ml，较黏稠，×× 部位痰鸣音明显，呼吸机各参数均在设置的正常范围 ← 汇报

评估

洗手，戴口罩，用物已备：①治疗盘内：无菌薄膜手套 / 湿化用水 / 一次性吸痰管数根 / 冲洗水罐 2 只（气管专用、口鼻专用）放置合理、量足；②听诊器；③消毒洗手液；④黑垃圾袋和黄垃圾袋；⑤负压吸引器，口述：各项用物呈备用状态，在有效期内使用，用中心负压吸引或电动负压吸引，吸痰前检查设备，性能及管道连接是否正确。检查负压（口述：管道无破损，瓶口连接紧密，无漏气）负压调节至 0.04~0.053 MPa（成人）

操作前准备

核对，解释，请家属离开病房，协助患者采取舒适卧位，向患者解释吸痰时注意事项（口述：吸痰会有点呛咳，不要紧张）；调节呼吸机氧浓度至 100%，患者吸入 2~3 min ← 患者准备

右手插管吸痰，插入时折住不带负压，遇到阻力后略上提松开负压，吸痰动作轻柔、左右旋转式吸痰，边吸边退，[口述：时间不超过 15 s，一根吸痰管使用 1 次，连续吸痰不超过 3 次，间隔时给予纯氧吸入，边观察患者痰量、颜色、性状、SPO₂、生命体征、冲洗吸痰管，冷开水（口鼻专用），必要时吸鼻腔，口腔]，吸痰管与手套一起扔进一次性废物袋内（黄色），套吸引器头、吸纯氧 2~3 min，听诊（口述：痰鸣音消失） ← 吸痰

插管 → 洗手，打入 2 ml 湿化用水，吸痰管撕开 1/3，右手戴薄膜手套，用右手拇指与示指夹住吸痰管的末端，用左手撕下吸痰管外包装放入垃圾袋内（黑色），用右手示指与中指夹住吸痰管的 1/2 处连接负压吸引，打开气管专用冲洗水罐盖，右手试吸并湿润插管，左手打开气管插管小盖，右手插管，动作准、轻、捷

操作后 → 吸痰后和患者交流，问有无不适感。给患者取安全、舒适卧位，整理床单位，感谢配合！处理用物恰当，洗手，记录

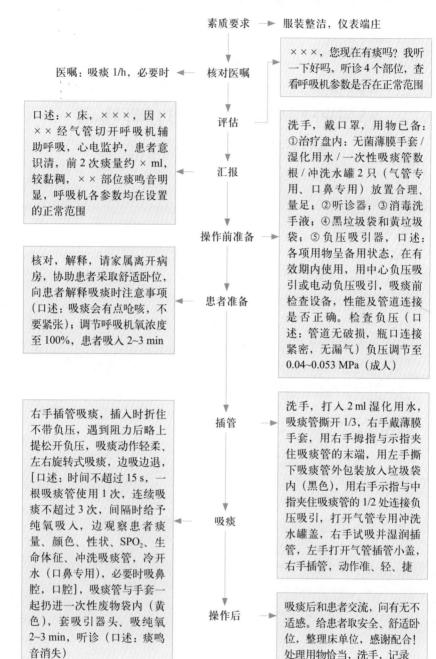

·注意事项·

（1）操作动作应轻柔、准确、快速，每次吸痰时间不超过 15 s，连续吸痰不得超过 3 次，吸痰间隔予以纯氧吸入。

（2）注意吸痰管插入是否顺利，遇到阻力时应分析原因，不可粗暴盲插。

（3）吸痰管最大外径不能超过气管导管内径的 1/2，负压不可过大，吸痰管插入时不可给予负压，以免损伤患者气道。

（4）遵守无菌原则，注意保持呼吸机接头不被污染，戴无菌手套持吸痰管的手不被污染。

（5）冲洗液应分别注明吸引气管插管、口鼻腔之用，不能混用。

（6）吸痰过程中应当密切观察患者的病情变化，如有心率、血压、呼吸、血氧饱和度的明显改变时，应当立即停止吸痰，接呼吸机通气并给予纯氧吸入。

（7）如痰液黏稠，可配合翻身叩背、雾化吸入。

（8）鼻腔、口腔、气管插管／气管切开处需同时吸痰者，抽吸顺序为气管插管／气管切开→口腔→鼻腔。

·相关知识·

1. 电动吸引器调节负压

成人为 40~53.3 kPa、儿童 <40 kPa。

2. 有效清除呼吸道分泌物的护理措施

（1）有效咳嗽：咳嗽是一种防御性呼吸反射，可排出呼吸道内的异物、分泌物，具有清洁、保护和维护呼吸道通畅的作用。护理人员应加以指导，帮助患者学会有效的咳嗽。实施要点：患者取坐位或半卧位，屈膝，上身前倾，双手抱膝或在胸部和膝盖上置一枕头用两臂夹紧，深吸气后屏气 3 s（有伤口者，护理人员应将双手压在切口的两侧），然后嘱患者腹肌用力及双手抓紧支持物（脚和枕），用力做爆破性咳嗽，将痰咳出。

（2）叩击：用手叩击胸背部，借助振动，使分泌物松脱而排出体外。

叩击的手法是：患者取坐位或侧卧位，操作者将手固定成背隆掌空状态，即手背隆起，手掌中空，手指弯曲，拇指紧靠示指，有节奏地自下而上，由外向内轻轻叩击。边叩边鼓励患者咳嗽。注意不可在裸露的皮肤、肋骨上下、脊柱、乳房等部位叩打。

（3）体位引流：置患者于特殊体位将肺与支气管所存积的分泌物，借助重力作用使其流入大气管并咳出体外，称体位引流。主要适用于支气管扩张、肺脓肿等大量脓痰者，可起到重要的治疗作用。对高血压、心力衰竭、高龄、意识不清、极度衰弱等患者应禁忌。

（4）吸痰法：吸痰法是指经口、鼻腔、人工气道将呼吸道的分泌物吸出，以保持呼吸道通畅，预防吸入性肺炎、肺不张、窒息等并发症的一种方法。临床上主要用于年老体弱、危重、昏迷、麻醉未清醒前等各种原因引起的不能有效咳嗽者。

·评分标准·

表 15-1　气管插管内／气管切开吸痰术操作评分标准

流　程	要　　求	核心指标	重要指标	普通指标
素质要求	1. 服装整洁、仪表端庄（佩戴手表）			
核对	2. 医嘱核对（操作前、中、后）			
	3. 患者信息双向核查			
评估	4. 了解意识状态			
	5. 了解呼吸道分泌物的量、黏稠度、部位		▲	
操作前准备	6. 洗手、戴口罩（六步法）			
	7. 备齐用物，放置合理，携物品至患者床旁			
	8. 用中心负压吸引吸痰前，检查设备性能是否完好			
	9. 用电动吸引器吸痰前，接通电源，打开开关，检查吸引器性能			
	10. 调节合适负压：0.04~0.053 MPa	★		

（续表）

流　程		要　求	核心指标	重要指标	普通指标
操作过程	患者	11. 核对，对清醒患者进行解释，取得患者配合			
		12. 调呼吸机氧浓度100%，给患者吸入 2 min			
	插管	13. 注入湿化水			
		14. 选择合适的吸痰管			
		15. 撕开吸痰管外包装前端，一只手戴无菌手套，将吸痰管抽出并盘绕手中，末端与负压管连			
		16. 非无菌手打开气管插管小盖			
		17. 呼吸机接头放在无菌纸巾上			
		18. 戴无菌手套的手插管，动作准、轻、捷			
	吸痰	19. 插管不带负压，遇到阻力略上提后加负压		▲	
		20. 吸痰动作：轻、左右旋转并渐渐上提	★		
		21. 时间未超过 15 s		▲	
		22. 连续吸痰不超过 3 次，间隔时予以纯氧吸入			
		23. 观察：痰液、血氧饱和度、生命体征情况，必要时予以氧气吸入		▲	
		24. 吸痰管未被污染	★		
操作后		25. 协助患者取安全、舒适体位，整理床单位			
		26. 用物处理恰当			
		27. 洗手			
总体评价		28. 无菌观念强		▲	
		29. 动作轻巧、稳重、准确			
		30. 与患者交流时态度和蔼，语言文明			
		31. 注意隐私保护、保暖			
理论知识		32. 回答全面、正确			

备注说明：标记"★"项为核心指标，标记"▲"项为重要指标，其余项均为普通指标。

六步洗手法操作流程及评分标准

・**定义**・六步洗手法，是通过科学的洗手流程，达到清除手部皮肤污垢和部分致病菌的方法。

・**操作流程**・

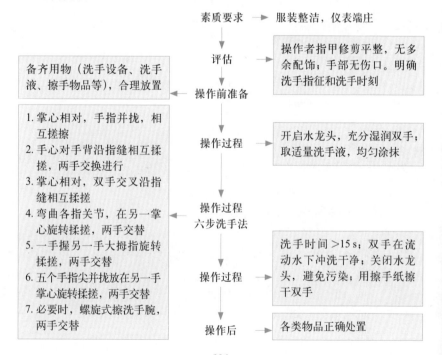

·注意事项·

（1）指尖应向下，注意洗净指尖、指缝、拇指、指关节等处，手部不佩戴戒指等饰物。

（2）水的温度和水的流量大小适宜，避免污染环境及溅湿工作服。

（3）手未受到患者血液、体液等物质明显污染时，可使用速干手消毒剂消毒双手代替洗手。

（4）洗手后应当使用一次性纸巾擦干双手。

·相关知识· 洗手指征如下。

（1）直接接触患者前后。

（2）无菌操作前后。

（3）接触清洁或者无菌物品之前。

（4）穿隔离衣前后，摘手套后。

（5）接触不同患者之间或者从患者身体的污染部位移动到清洁部位时。

（6）处理污染品后。

（7）接触患者的血液、体液、分泌物、排泄物、皮肤黏膜或伤口敷料后。

（8）接触患者周围环境及物品后。

（9）处理药物或配餐前。

·附图·

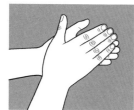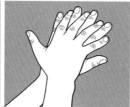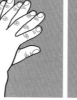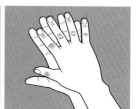

a. 掌心对掌心搓擦　　b. 手指交错，掌心对手背搓擦　c. 手指交错，掌心对掌心搓擦

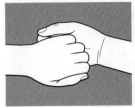 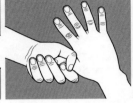 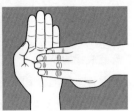

d. 两手互捏，互搓指背　　　　e. 拇指在掌中转动搓擦　　　　f. 指尖在掌心内搓察

图 16-1　六步洗手法示意图

·评分标准·

表 16-1　六步洗手法操作评分标准

流　程	要　　　求	核心指标	重要指标	普通指标
素质要求	1. 服装整洁、仪表端庄			
评估	2. 操作者指甲修剪平整，无多余配饰；手部无伤口		▲	
	3. 明确洗手时刻和洗手指征		▲	
操作前准备	4. 备齐用物，放置合理			
操作过程	5. 开启水龙头方法正确，充分湿润双手			
	6. 取适量洗手液，均匀涂抹			
	7. 洗手步骤：每项 15 分，扣分超过四个步骤为 0 分 (1) 掌心相对，手指并拢，相互搓擦 (2) 手心对手背沿指缝相互揉搓，两手交换进行 (3) 掌心相对，双手交叉，沿指缝相互揉搓 (4) 弯曲各指关节，在另一掌心旋转揉搓，两手交替 (5) 一手握另一手大拇指旋转揉搓，两手交替 (6) 五个手指尖并拢放在另一手掌心旋转揉搓，两手交替 (7) 必要时，螺旋式擦洗手腕，两手交替	★		
	8. 洗手操作时间 >15 s		▲	
	9. 双手在流动水下清洗干净			
	10. 关闭水龙头，避免手部再污染			
	11. 用毛巾、一次性纸巾或暖风吹手设备擦或吹干双手			

（续表）

流　程	要　　求	核心指标	重要指标	普通指标
操作后	12. 用物处理恰当			
总体评价	13. 动作轻巧、稳重、准确			
	14. 遵循消毒隔离原则			
	15. 操作过程熟练			
理论知识	16. 回答全面、正确			

备注说明：标记"★"项为核心指标，标记"▲"项为重要指标，其余项均为普通指标。

十七

痰标本采集法操作流程及评分标准

·**定义**·痰标本采集是指通过留取患者咳出的痰液做涂片、镜检和培养，是诊断呼吸系统感染病原最常用的方法。

·**操作流程**·

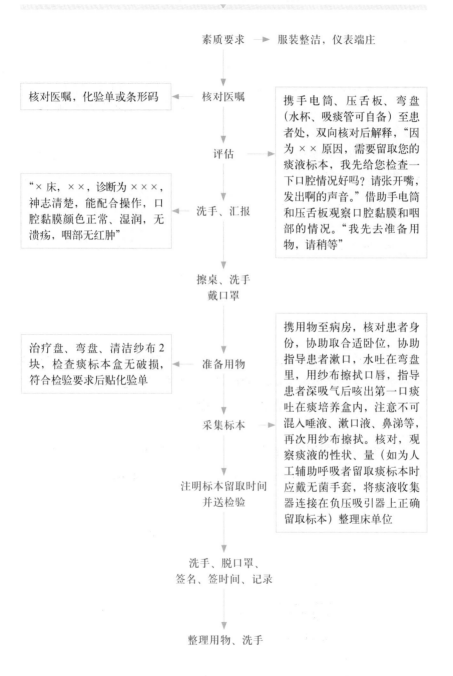

素质要求 → 服装整洁，仪表端庄

核对医嘱，化验单或条形码 ← 核对医嘱

评估 → 携手电筒、压舌板、弯盘（水杯、吸痰管可自备）至患者处，双向核对后解释，"因为××原因，需要留取您的痰液标本，我先给您检查一下口腔情况好吗？请张开嘴，发出啊的声音。"借助手电筒和压舌板观察口腔黏膜和咽部的情况。"我先去准备用物，请稍等"

"×床，××，诊断为×××，神志清楚，能配合操作，口腔黏膜颜色正常、湿润，无溃疡，咽部无红肿" ← 洗手、汇报

擦桌、洗手戴口罩

治疗盘、弯盘、清洁纱布2块，检查痰标本盒无破损，符合检验要求后贴化验单 ← 准备用物

采集标本 → 携用物至病房，核对患者身份，协助取合适卧位，协助指导患者漱口，水吐在弯盘里，用纱布擦拭口唇，指导患者深吸气后咳出第一口痰吐在痰培养盒内，注意不可混入唾液、漱口液、鼻涕等，再次用纱布擦拭。核对，观察痰液的性状、量（如为人工辅助呼吸者留取痰标本时应戴无菌手套，将痰液收集器连接在负压吸引器上正确留取标本）整理床单位

注明标本留取时间并送检验

洗手、脱口罩、签名、签时间、记录

整理用物、洗手

·注意事项·

（1）护士在采集过程中要注意根据检查目的选择正确的容器。

（2）患者做痰培养及痰肿瘤细胞检查时，应及时送检。

（3）痰标本采集应选择在晨起饭前进行，要求留取气管深部的第一口痰液，以保证标本质量。

（4）留取痰培养标本时，应严格无菌操作，避免因操作不当污染标本，影响检验结果。

（5）注意漱口的质量，要有效去除口腔中杂质，不可将唾液、漱口水、鼻涕等混入痰中。

（6）24 h痰标本留取时，需将24 h痰液留在容器中，并在容器上注明起止时间。

·相关知识·

1. 常规痰标本

患者晨起漱口，去除口腔中的杂质，深呼吸数次后用力咳出气管深处的痰液，盛于收集标本的痰盒中送检，如查癌细胞应立即送检或固定标本后送检（95%乙醇溶液或10%甲醛溶液）。

2. 痰培养标本

清晨起床后先用漱口液漱口，以清除口腔中的细菌，深呼吸数次后用力咳出气管深处的痰液于无菌集痰容器内，立即送检。

·评分标准·

表17-1　痰标本采集法操作评分标准

流　程	要　　求	核心指标	重要指标	普通指标
素质要求	1. 服装整洁、仪表端庄（佩戴手表）			
核对	2. 医嘱核对（操作前、中、后）；患者信息双向核查；标本条形码核查		▲	
评估	3. 评估患者的意识及配合程度			
	4. 评估患者的口腔及咽部情况			
	5. 解释留取标本的目的、方法及注意事项			

（续表）

流　程	要　求	核心指标	重要指标	普通指标
操作前准备	6. 洗手、戴口罩（六步法）			
	7. 备齐用物，放置合理			
操作过程	8. 患者体位摆放正确、舒适			
	9. 准备适量的漱口液			
	10. 协助患者漱口，方法正确	★		
	11. 纱布擦拭口唇			
	12. 指导患者深吸气后咳出深部痰液	★		
	13. 痰标本留取在正确的培养盒内	★		
	14. 观察痰液的性状、量			
	15. 再次用纱布擦拭患者口唇			
操作后	16. 整理床单位，合理安置患者			
	17. 标本条形码扫描后及时送检		▲	
	18. 用物处理恰当			
	19. 洗手、签名，做好记录			
总体评价	20. 动作轻巧、稳重、准确			
	21. 与患者交流时态度和蔼，语言文明			
	22. 注意隐私保护、保暖			
	23. 遵循无菌原则			
	24. 操作熟练			
理论知识	25. 回答全面、正确			

备注说明：标记"★"项为核心指标，标记"▲"项为重要指标，其余项均为普通指标。

物理降温法（冰袋及温水擦浴）操作流程及评分标准

·定义·物理降温法是人体发烧时，通过物理吸热（冰敷）或散热（温水擦拭）的方法，快速使人体降温，以保护大脑和内脏重要器官。

·操作流程·

素质要求 → 服装整洁，仪表端庄

↓

查看体温、核对医嘱

↓

评估 → 携屏风至病房："× 床，请问您叫什么名字（并核对腕带）？因 ×× 原因需要给您行物理降温。"查看冰袋预置处局部组织、皮肤情况

↓

"× 床，×××，诊断为××，体温 ×× ℃，拟行冰袋物理降温，患者神志清楚，能配合操作，局部皮肤完整" ← 洗手（六步洗手法）、汇报

↓

冰袋降温法：治疗盘、冰袋或冰帽（手感软硬度适中），布套。清洁纱布 1 块 ← 洗手准备用物 → 温水擦浴法：治疗盘、大毛巾、脸盆、温水（32~34 ℃）、小毛巾 1 块、温度计

↓

冰袋降温法：核对、解释，关门窗，用屏风遮挡患者，用纱布擦拭置冰袋处皮肤，置冰袋（或冰帽），看时间。观察局部血液循环、皮肤情况，及时更换 ← 物理降温 → 温水擦浴法：核对、解释，关门窗，用屏风遮挡患者，必要时协助排便。患者平卧，协助脱上衣，垫大毛巾于背部。用小毛巾蘸温水，缠于手上呈手套状，离心方式擦拭（顺序：左侧颈部、手臂、手背、腋下、手臂内侧、手心），重复数次，大毛巾擦干皮肤；同法擦拭对侧。协助患者侧卧，同法擦拭，（顺序：颈部向下至全背），大毛巾擦干皮肤，更换上衣，协助仰卧，大毛巾置于下半身，脱去近侧裤腿，暴露下肢，同法擦拭（顺序：髂骨处、腿外侧、足背；腹股沟、大腿内侧、内踝；股下、腘窝、足跟），重复数次，用大毛巾擦干皮肤，同法擦拭对侧。擦拭过程中注意观察病情。撤大毛巾，更换裤子，盖被，整理床单位，撤屏风，开门窗

↓

①告知患者物理降温的目的及有关配合事项；②高热期间保证摄入足够的水分；③高热期间采取正确的通风散热方法，避免捂盖；④在软组织损伤、挫伤48h内禁忌使用热疗 ← 指导患者

↓

洗手、记录

↓

<39.0 ℃，停止冰袋使用 ← 30 min 后测量体温

↓

洗手、记录

↓

整理用物、洗手

·注意事项·

（1）随时观察患者病情变化及体温变化情况。

（2）随时检查冰袋、冰囊、化学制冷袋有无破损漏水现象，布套潮湿后应当立即更换。冰融化后应当立即更换。

（3）观察患者皮肤状况，严格交接班制度，如患者发生局部皮肤苍白、青紫或者有麻木感时，应立即停止使用，防止冻伤发生。

（4）物理降温时，应当避开患者的枕后、耳廓、心前区、腹部、阴囊及足底部位。

（5）高热患者降温时，冰囊降温 30 min 后应测量体温并记录，当体温降至 39 ℃以下可停止冰囊降温。需长时间冰囊降温者应休息 1 h 后再重复使用，以防发生不良反应。

（6）使用冰帽时，注意保护患者耳部，防止发生冻伤。

·相关知识·

1. 冷疗法的作用

①减轻局部组织充血；②控制炎症扩散；③减轻疼痛；④降低体温。

2. 冷疗的禁忌证

枕后、耳廓、阴囊区、心前区、腹部、足底。

·评分标准·

表 18-1　物理降温法（冰袋及温水擦浴）操作评分标准

流程	要求	核心指标	重要指标	普通指标
素质要求	1. 服装整洁、仪表端庄（佩戴手表）			
核对	2. 医嘱核对（操作前、中、后）；患者信息双向核查			
评估	3. 评估患者意识、合作程度，解释操作要求			
	4. 评估局部组织状态、皮肤情况			
操作前准备	5. 洗手（六步法）			
	6. 备齐用物，放置合理			
	7. 测量水温方法正确		▲	

流　程	要　　求	核心指标	重要指标	普通指标
操作过程	8. 患者体位摆放合理、舒适			
	9. 冰袋放置位置正确	★		
	10. 穿、脱病号服方法正确			
	11. 大毛巾放置恰当			
	12. 擦浴手法正确		▲	
	13. 擦浴顺序正确			
	14. 擦浴时间掌握恰当			
	15. 擦拭过程中注意观察患者病情		▲	
	16. 30 min 后复测体温方法正确	★		
操作后	17. 整理床单位、合理安置患者			
	18. 用物处理恰当			
	19. 洗手、签名，做好记录			
总体评价	20. 动作轻巧、稳重、准确			
	21. 与患者交流时态度和蔼，语言文明			
	22. 注意保护隐私、保暖			
	23. 操作过程熟练			
理论知识	24. 回答全面、正确			

备注说明：标记"★"项为核心指标，标记"▲"项为重要指标，其余项均为普通指标。

十九

血糖监测操作流程及评分标准

▼

·**定义**·临床上用于能够了解机体血液中所含的葡萄糖水平，有助于病情判断，反映饮食控制、运动治疗和药物治疗的效果，从而指导治疗方案调整的一项操作技术。

·**适应证**·糖尿病患者、手术患者、危重患者等。

·**操作流程**·

素质要求 → 服装整洁，仪表端庄

↓

核对医嘱

↓

评估 → 双向核对后解释："××，因 ×× 原因，需要给您监测血糖，请问您现在有什么不舒服吗？您的用餐时间是几点？让我先看一下您的手指。"观察穿刺局部皮肤情况。"我去准备物品，请稍等"

× 床，××，诊断为 ×××，神志清楚，能配合操作，患者用餐时间是 ××，× 手 ×× 指指尖皮肤正常，无破损，硬结，末梢循环好 ← 洗手、汇报

↓

擦桌，洗手（六步法）戴口罩

↓

治疗盘（75% 乙醇溶液、棉签）、弯盘、手套、将校正片插入血糖仪开机检查"电源充足，备用状态"、试纸（有效期 / 不是单片独立包装试纸检查开瓶日期、试纸代码）、黄色垃圾桶、检查血糖仪密码牌与试纸代码是否一致、一次性采血针（有效期）、治疗车下层放利器盒 ← 准备用物

↓

采血 → 双向核对，确认患者是空腹或餐后 2 h，协助患者采取舒适卧位。监测血糖前手指下垂 10 s，75% 乙醇溶液消毒 2 遍，范围为采血点手指两侧，待酒精干透。插入试纸，血糖仪开机显示滴血符号，备干棉签，将采血针盖子打开，"酒精已待干"再次核对医嘱，采血针紧贴采血部位，进针，弃第一滴血试纸吸血，试纸区完全变成红色，棉签压迫止血，读数、记录结果。取出试纸，关闭血糖仪。数值异常时应及时通知医生

核对。"××，您的血糖是 ××，穿刺点请按压 1~2 min。谢谢配合！"如为长期监测血糖，可以教会患者血糖监测的方法 ← 宣教

↓

整理床单位，安置患者

↓

洗手、脱口罩签名、签时间、记录

↓

整理用物、洗手

·注意事项·

（1）测血糖前，确认血糖仪上的号码与试纸号码一致。

（2）避免试纸受潮，污染。

（3）需长期监测血糖的患者，穿刺部位应轮转。

（4）非独立包装试纸条开瓶时需注明开启日期。

（5）血糖仪应按生产商使用要求定期进行校正。

·相关知识·

1. 低血糖的临床表现

患者出现低血糖时主要表现为出汗、面色苍白、四肢无力、心悸、饥饿感、紧张、肌肉颤抖、焦虑、性格改变、神志改变，严重时发生抽搐、昏迷等。

2. 低血糖的处理

一旦确认低血糖，应尽快补充糖分，轻者可服含 15 g 糖的糖水，含糖饮料或饼干、面包等，15 min 后测血糖如仍低于 2.8 mmol/L，继续补充以上食物一份。严重者配合医生进行治疗和抢救。另外，嘱患者外出时携带病情识别卡，卡上写明姓名、住址、病名、电话及是否使用胰岛素。随身携带糖果，以备发生低血糖时食用。

·附图·

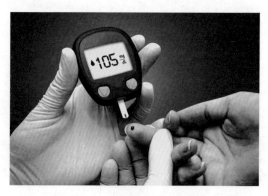

图 19-1　血糖（手指）监测

·评分标准·

表 19-1　血糖（手指）测定操作评分标准

流　程	要　　求	核心指标	重要指标	普通指标
素质要求	1. 服装整洁、仪表端庄（佩戴手表）			
核对	2. 医嘱核对（操作前、中、后）；患者信息双向核查		▲	
评估	3. 了解患者病情，合作程度，解释采血的目的和要求			
	4. 评估患者采血部位皮肤情况			
操作前准备	5. 洗手、戴口罩（六步法）			
	6. 备齐用物，消毒剂正确，物品放置合理			
	7. 血糖仪处于功能状态，校对准确		▲	
操作过程	8. 患者体位摆放合理、舒适			
	9. 确认患者符合血糖测定的要求			
	10. 消毒皮肤 2 遍，范围符合要求			
	11. 插入试纸，避免污染			
	12. 按照无菌原则采血			
	13. 选择正确的部位采血	★		
	14. 采血方法正确： (1) 确认患者手指酒精干透后实施采血 (2) 试纸测试区完全变红	★		
	15. 按压止血			
	16. 读数正确			
	17. 告知患者监测结果及注意事项		▲	
操作后	18. 整理床单位，合理安置患者			
	19. 用物处理恰当			
	20. 洗手、签名，做好记录			
总体评价	21. 动作轻巧、稳重、准确			
	22. 与患者交流时态度和蔼，语言文明			
	23. 遵循无菌原则			
	24. 操作过程熟练			
理论知识	25. 回答全面、正确			

备注说明：标记"★"项为核心指标，标记"▲"项为重要指标，其余项均为普通指标。

口腔护理技术操作流程及评分标准

· **定义** · 使患者口腔清洁、湿润，去除口臭，增进食欲，同时观察患者的舌苔、黏膜等有无异常情况，预防口腔感染，防止并发症的护理操作技术。

· **适应证** · 高热、昏迷、禁食、留置胃管、口腔疾患、生活不能自理者和血液病的患者。

· **操作流程** ·

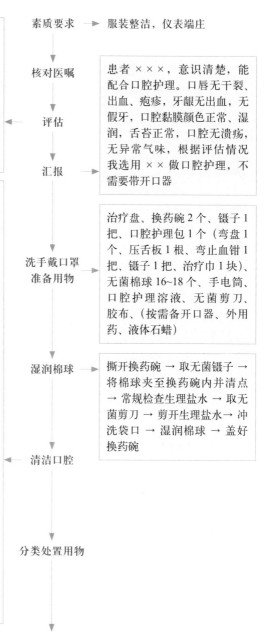

携带手电筒、压舌板、弯盘，（水杯、吸管可自备），解释（口述：×床，×××，因为×××的原因，我来给您清洁口腔，让您感觉舒服一点。这杯水是等会儿给你漱口用的，请你张开嘴，我看看口腔里面情况……谢谢您的合作，我先去准备一下物品，请稍等）

核对、解释操作时配合事项，将换药碗放置于床头柜，将患者头偏向一侧或侧卧，治疗巾、弯盘放至患者下颌：①湿润口唇，指导患者漱口，用压舌板借助手电筒光线观察口腔（有义齿取下放于温开水中），压舌板放于治疗巾上，用止血钳夹棉球挤干擦洗口腔（顺序：嘱患者上下牙咬合；②对侧上下牙齿的外侧面由内向门齿纵向擦洗；③同法擦洗近侧上下牙齿的外侧面；④嘱患者张开嘴，纵向擦洗对侧牙齿上内侧面；⑤螺旋向外擦洗上咬颌面；⑥下内侧面；⑦下咬颌面；⑧再弧形擦洗颊部黏膜；⑨～⑬同法擦洗另一侧；⑭川字形擦洗硬腭部；⑮川字形擦洗舌面）；⑯擦洗口唇，帮助患者漱口，撤弯盘，用治疗巾拭去口角处水渍，观察口腔，口腔疾患涂药（溃疡、真菌、口唇干裂），撤治疗巾，佩戴义齿，清点棉球。谢谢配合，整理床单位

素质要求 → 服装整洁，仪表端庄

核对医嘱

评估

汇报

患者×××，意识清楚，能配合口腔护理。口唇无干裂、出血、疱疹，牙龈无出血，无假牙，口腔黏膜颜色正常、湿润，舌苔正常，口腔无溃疡，无异常气味，根据评估情况我选用××做口腔护理，不需要带开口器

洗手戴口罩准备用物 →

治疗盘、换药碗2个、镊子1把、口腔护理包1个（弯盘1个、压舌板1根、弯止血钳1把、镊子1把、治疗巾1块）、无菌棉球16~18个、手电筒、口腔护理溶液、无菌剪刀、胶布、（按需备开口器、外用药、液体石蜡）

湿润棉球 →

撕开换药碗 → 取无菌镊子 → 将棉球夹至换药碗内清点 → 常规检查生理盐水 → 取无菌剪刀 → 剪开生理盐水 → 冲洗袋口 → 湿润棉球 → 盖好换药碗

清洁口腔

分类处置用物

洗手、签名，必要时书写护理记录

·注意事项·

（1）操作动作应当轻柔，避免金属钳端损伤黏膜及牙龈，对凝血功能差的患者应特别注意。

（2）对昏迷患者应注意棉球干湿度，禁止漱口。

（3）使用开口器时，应先用压舌板伸入门齿，向下压，撑开一条缝，再将开口器闭合状态下伸入口内，移至臼齿处打开；取出开口器时，先将开口器闭合，压舌板伸入门齿，向下压，再将开口器移至门齿处取出。

（4）擦洗时棉球不能过湿，防止因水分过多造成误吸。注意勿将棉球遗留在口腔内。

（5）观察口腔时，对长期使用抗生素的患者，应注意观察口腔内有无真菌感染。

·相关知识·常用的口腔护理溶液及作用见表20-1。

表 20-1　常用的口腔护理溶液及作用

溶液名称	浓　度	作　用
生理盐水	0.9%	清洁口腔，预防感染
过氧化氢溶液	1%~3%	防腐、防臭
碳酸氢钠溶液	1%~4%	真菌感染
洗必泰溶液	0.02%	广谱抗菌
呋喃西林溶液	0.02%	广谱抗菌
醋酸溶液	0.1%	铜绿假单胞菌感染
硼酸溶液	2%~3%	抑制细菌作用
甲硝唑	0.08%	厌氧菌感染

·评分标准·

表 20-2　口腔护理操作评分标准

流　程	要　求	核心指标	重要指标	普通指标
素质要求	1. 服装整洁、仪表端庄			
核对	2. 医嘱核对（操作前、中、后）；患者信息双向核查			

（续表）

流 程	要 求	核心指标	重要指标	普通指标
评估	3. 评估患者意识、身体状况及合作程度，解释操作目的			
	4. 评估患者有无假牙，口腔黏膜的情况			
操作前准备	5. 洗手、戴口罩（六步法）			
	6. 备齐用物，放置合理，周围环境光线充足			
	7. 根据病情选择药液合适		▲	
操作过程	8. 患者体位摆放合理（头偏向一侧或侧卧）			
	9. 颈下铺巾，放置弯盘			
	10. 擦口唇、漱口，指导正确漱口方法			
	11. 观察口腔（有义齿取下）			
	12. 擦洗方法正确：一次夹取一个棉球	★		
	13. 夹取及绞干棉球方法正确，棉球湿度适宜	★		
	14. 擦洗面积有效	★		
	15. 操作过程中观察患者有无不适反应（呛咳和误吸等）		▲	
	16. 已使用棉球放置位置正确，避免交叉污染			
	17. 再次观察口腔（使用压舌板、张口器方法正确），酌情使用外用药		▲	
	18. 擦干口唇及面颊部			
	19. 撤去治疗巾，佩戴义齿			
操作后	20. 整理床单位、合理安置患者			
	21. 用物处理恰当			
	22. 洗手、签名，做好记录			
总体评价	23. 动作轻巧、稳重、准确			
	24. 与患者交流时态度和蔼，语言文明			
	25. 口腔清洁，黏膜无损伤			
	26. 遵循无菌原则			
	27. 操作过程熟练			
理论知识	28. 回答全面、正确			

备注说明：标记"★"项为核心指标，标记"▲"项为重要指标，其余项均为普通指标。

氧气驱动雾化吸入疗法操作流程及评分标准

·**定义**·氧气驱动雾化吸入疗法是利用氧气雾化面罩内高速喷射的氧流造成的负压，将雾化液撞击成微小颗粒，随氧气一起吸入肺部的一种雾化方法。

·**适应证**·急慢性呼吸道炎症、哮喘、气管内膜结核、肺囊肿、肺癌等。

·**操作流程**·

素质要求 → 服装整洁，仪表端庄

核对医嘱

至患者处双向核对后口述：您这两天肺部感染有痰而且比较黏，医生给您开了氧气雾化吸入，可以使痰液稀释，以便咳出来，有利于疾病的恢复。我去准备一下，请稍等

评估

× 床，×××，诊断为 ××，有肺部感染，痰液黏稠，患者意识清楚，能配合。选择口含（或面罩）

洗手、汇报

戴口罩、准备用物

治疗盘 1 个、弯盘 2 个、治疗巾 1 块、氧气流量表、医用雾化器 1 套、10 ml 注射器、砂轮、安尔碘棉球，按医嘱准备药液并请教员核对。取出雾化吸入装置中的储液槽放在清洁治疗盘内，核对医嘱，配制药液，核对并将药液注入储液槽内，再次核对

双向核对，口述：物品已备好，现在给您做雾化吸入。由于氧气易燃易爆，请您和家属在雾化吸入的过程中不要吸烟或者使用打火机。等会儿看到雾气后将喷出口含在嘴里，紧闭口唇，（面罩扣住口鼻）尽可能深长吸气，呼气时由鼻子呼出，让药液充分吸入，以达到治疗效果。在治疗过程中，如有不适及时告知

携物至病房，核对，解释

雾化吸入

协助患者取合适的体位，颌下铺治疗巾；安装氧气流量表，连接雾化装置，调节氧流量 6~10 L/min；检查喷出雾量，指导患者口含雾化喷出口，准确吸气和呼气。观察患者有无不适，治疗时间一般为 10~20 min

移开雾化装置，关闭氧气。治疗巾擦拭患者口鼻，撤治疗巾

整理用物

整理床单位，安置患者。口述：×××，雾化吸入已做好，现在感觉好一点吗？有痰要尽量咳出来。如有不适请及时打铃叫我，我也会经常过来看你的，谢谢配合

宣教

洗手、签名、记录

整理用物、洗手

·注意事项·

（1）正确使用供氧装置，注意用氧安全，室内应避免火源；氧气湿化瓶内勿盛水。

（2）观察及协助患者排痰，雾化过程中如患者出现面色苍白、胸闷、呼吸困难、心悸、大汗时，应停止雾化，报告医生及时处理。

（3）Ⅱ型呼吸衰竭患者禁用氧气驱动雾化吸入法。

·理论知识·

1. 氧气雾化吸入原理

利用高速氧气气流，使药液形成雾状，再由呼吸道吸入达到治疗目的。

2. 雾化吸入常用药物及作用

①庆大霉素、卡那霉素等抗生素：控制呼吸道感染，消除炎症。②氨茶碱、沙丁胺醇等解除支气管痉挛。③糜蛋白酶等：稀释痰液，帮助祛痰。④地塞米松：减轻呼吸道黏膜水肿。

·评分标准·

表21-1　氧气驱动雾化吸入疗法评分标准

流　程	要　　求	核心指标	重要指标	普通指标
素质要求	1. 服装整洁、仪表端庄（佩戴手表）			
核对	2. 医嘱核对（操作前、中、后）；患者信息双向核查		▲	
评估	3. 了解病情、意识状态和合作程度			
	4. 向患者解释雾化吸入的目的			
	5. 评估患者局部皮肤情况			
操作前准备	6. 洗手，戴口罩			
	7. 备齐用物，合理放置			
	8. 检查物品及雾化药液方法正确			
	9. 雾化液配制方法正确，足量		▲	

(续表)

流　程		要　　求	核心指标	重要指标	普通指标
操作过程	雾化吸入	10. 安全用氧（漏气、明火、有污染）			
		11. 患者体位舒适，环境清洁			
		12. 介绍使用方法			
		13. 患者体位舒适			
		14. 氧气流量合适，雾量适中	★		
		15. 使用口含法或面罩法方法正确	★		
		16. 患者吸气、呼气方法正确	★		
		17. 观察患者情况			
		18. 治疗时间正确			
	雾化结束	19. 关闭氧气顺序正确			
		20. 帮助患者清洁面部			
		21. 宣教注意事项			
操作后		22. 整理床单位，合理安置患者			
		23. 用物处理恰当			
		24. 洗手、记录			
总体评价		25. 动作轻巧、稳重、准确			
		26. 与患者交流时态度和蔼，语言文明			
		27. 操作流程熟练 <10 min			
理论知识		28. 回答全面、正确			

备注说明：标记"★"项为核心指标，标记"▲"项为重要指标，其余项均为普通指标。

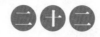

心电监测技术操作流程及评分标准

·**定义**·心电监测是急危重症常用的监测之一，是用心电监护仪表现心电活动的模拟心电图。

·**适应证**·

（1）用于危重症患者，观察心率变化。

（2）用于观察心律失常患者的心律变化。

（3）其他：用于观察冠心病活动情况，高血钾的心电影响等。

·**操作流程**·

素质要求 → 服装整洁，仪表端庄

↓

核对医嘱

↓

评估 → 至患者处双向核对后解释：为了解您的心律和心率情况，现在需给您行心电监测，我看一下您胸前区的皮肤情况好吗？（备屏风或拉隔帘）……我去准备一下，请稍等

↓

×床，×××，诊断为××，遵医嘱给予心电监测。胸前区皮肤完整无破损，周围环境光照条件好，无电磁干扰。患者神志清，能配合操作 ← 洗手、汇报

↓

戴口罩、准备用物 → 床边备心电监护仪（监护仪功能及导线连接正常）；治疗盘内备心电极 3~5 片、纱布 2~3 块、弯盘，必要时备约束带

↓

双向核对，口述："××，现在给您行心电监测。"协助患者取舒适卧位，连接电源，开启监护仪，清洁胸前区皮肤，电极片与导联连接，按导联位置标识方案将电极片贴在患者胸前，右上：右锁骨中线第二肋间；左上：左锁骨中线第二肋间；左下：左锁骨中线剑突水平处；右下：右锁骨中线剑突水平处；胸导：胸骨左缘第四肋间 ← 心电监测

↓

调整报警限 → 选择导联，调整 ECG 波幅，设置相应合理的警界限，不能关闭报警声音；密切观察心电图波形，每日定时回顾 24 h 心电监护情况

↓

安置患者 → ×××，现在心电监护已接好。有什么不适请及时打铃告知，我也会密切观察的。请您不要自行移动或摘除电极片；您和您的家人不要在监护仪附近使用手机，以免干扰监测波形；电极片周围如有痒痛感及时告诉医护人员

↓

洗手、观察记录

↓

解释说明；关机，断开电源；取下心电极片，清洁皮肤；为患者保暖；整理床单位及用物 ← 停止监测

↓

洗手、记录

↓

整理用物、仪器维护、洗手

·注意事项·

（1）根据患者病情，协助患者取平卧位或半卧位。

（2）每日定时回顾患者 24 h 监测情况，必要时记录。

（3）正确设定报警界限，及时处理异常情况。

（4）放置电极片时，应避开伤口、瘢痕、中心静脉导管、起搏器及电除颤时电极片的位置，观察患者粘贴电极片处的皮肤，必要时更换电极片和电极片位置。

（5）对躁动患者，应当固定好电极和导线，避免电极脱落、导线打折或缠绕。

（6）停机时，先向患者解释，取得合作后关机，断开电源。

·相关知识·

1. 电极片粘贴的部位

右锁骨中线与第二肋间相交处；左锁骨中线与第二肋间相交处；左侧第五肋间与腋中线相交处。

2. 心电图的胸前导联连接部位

V1：胸骨右缘第 4 肋间；V2：胸骨左缘第四肋间；V3：V2 与 V4 连线中点；V4：左侧第五肋间与锁骨中线相交处；V5：左腋前线与 V4 水平线相交处；V6：左腋中线与 V4 水平相交处；V7：左腋后线与 V4 水平相交处；V8：左肩胛线与 V4 水平线相交处。

·附图·

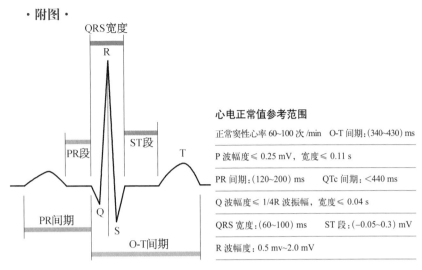

心电正常值参考范围

正常窦性心率 60~100 次 /min　O-T 间期:(340~430) ms

P 波幅度 ≤ 0.25 mV，宽度 ≤ 0.11 s

PR 间期:(120~200) ms　　　QTc 间期:<440 ms

Q 波幅度 ≤ 1/4R 波振幅，宽度 ≤ 0.04 s

QRS 宽度:(60~100) ms　　　ST 段:(−0.05~0.3) mV

R 波幅度:0.5 mv~2.0 mV

图 22-1　心电正常值参考范围

·评分标准·

表 22-1　心电监护技术操作评分标准

流　程	要　　求	核心指标	重要指标	普通指标
素质要求	1.服装整洁、仪表端庄（佩戴手表）			
核对	2.医嘱核对（操作前、中、后）；患者信息双向核查			
评估	3.了解患者意识状态和合作程度			
	4.评估患者病情及局部皮肤、肢体功能			
	5.向患者解释心电监护的目的和方法			
	6.评估周围环境：患者周围无电磁波干扰			
操作前准备	7.洗手（六步法），方法正确			
	8.备齐用物，放置合理			
	9.确认监护仪处于完好备用状态			

(续表)

流　程		要　　求	核心指标	重要指标	普通指标
操作过程	心电监测	10. 连接监护仪电源并启动，正确输入患者信息			
		11. 连接导联线电极片			
		12. 协助患者平卧位，拉隔帘，暴露胸部，清洁患者皮肤			
		13. 正确连接心电导联：粘贴电极片部位正确	★		
		14. 进行监护仪设置：选择合适的模式			
		15. 调整合适的振幅和清晰的导联		▲	
		16. 设置报警上下限合理，并打开报警系统		▲	
		17. 宣教：告知监测过程中的注意事项			
		18. 洗手，记录监测值			
	停心电监测	19. 解释，告知配合注意事项			
		20. 关闭监护仪电源，取下胸前电极片，撤离导线			
		21. 清洁患者皮肤，并观察局部皮肤情况			
		22. 监护仪、导线等清洁维护方法正确			
操作后		23. 整理床单位，协助患者取舒适体位			
		24. 整理用物，正确处置用物			
		25. 洗手、签名，记录方法正确			
总体评价		26. 动作轻巧、稳重、准确			
		27. 与患者交流时态度和蔼，语言文明			
		28. 注意隐私保护、保暖			
		29. 遵循消毒隔离原则			
		30. 操作流程熟练 <15 min			
理论知识		31. 回答全面、正确			

备注说明：标记"★"项为核心指标，标记"▲"项为重要指标，其余项均为普通指标。

除颤技术操作流程及评分标准

·**定义**·是指在短时间内向心脏通以较强的脉冲电流，使心肌瞬间同时除极，以终止异位心律失常，使之转为窦性心律的方法。

·**适应证**·①心室颤动和扑动是电复律的绝对指征；②心房颤动和扑动伴血流动力学障碍者；③药物及其他方法治疗无效或有严重血流动力学障碍的阵发性室上性心动过速等。

·**操作流程**·

素质要求 → 服装整洁，仪表端庄

↓

"×床，×××，诊断为××，呼吸机辅助呼吸，心电监护。在巡视病房时发现心电监护示室颤。"从床尾急促奔至床头 ← 准备用物 → 抢救车、除颤仪处于备用状态，另备干纱布若干块、导电胶（或生理盐水1袋、剪刀、弯盘）

↓

假设场景

↓

评估、汇报 → 准确判断患者病情：意识状态（1叫2摇），述：意识丧失，摸颈动脉搏动，述：搏动消失，看时间

"请叫值班医生，推抢救车、除颤仪、抢救物品和药品至××床"，去枕平卧，在医生指导下进行除颤 ← 拉铃呼叫

↓

①确认为室颤波；②打开除颤仪电源开关；③确认非同步模式，遵医嘱选择电功率；④电击板表面均匀涂抹导电胶（或剪开生理盐水，浸湿电击板表面4~6层纱布）；⑤充电；⑥"将STERNUM置于右锁骨下胸骨右缘，APEX置于左乳头左下方"，口述："避开起搏器部位10 cm以上"，紧贴患者胸部皮肤，施压适当 ← 环境、患者准备 → 叫他人遮挡屏风、放下床栏；充分暴露胸部，取下金属物品。口述：除颤部位无潮湿、无敷料

↓

除颤前准备

↓

除颤 → 再次确认心电图为室颤，"准备、电击"（请周围人避开床缘），操作者同时后退一步，双手拇指同时按压放电。除颤后立即观察心电图的变化，如转为窦性心律，电击板置于车上，看时间，洗手并做好记录；如仍为室颤，可重复电击，一般不超过3次，最大能量不超过360 J（双向波最大200 J）

↓

关机。擦拭胸前区导电胶（口述：患者皮肤无灼伤），协助患者整理衣物，轻呼患者，评估意识，查看各管道固定是否妥善，整理床单位并安慰患者，取舒适卧位。口述：遵医嘱进一步生命支持。密切监护病情（口述目前心律、心率、呼吸）← 除颤结束

↓

洗手、记录 → 病情变化时间、除颤时间、电功率、次数、效果

↓

擦拭电击板、除颤仪，仪器充电备用。洗手

· 注意事项 ·

（1）除颤前确定患者除颤部位无潮湿、无敷料。如患者带有植入性起搏器，应注意避开起搏器部位至少 10 cm。

（2）除颤前确定周围人员无直接或者间接与患者接触。

（3）操作者身体不能与患者接触，不能与金属类物品接触。

（4）动作迅速，准确。

（5）操作者手上、电极板手柄、两电极之间胸壁上避免粘导电糊。

（6）操作完毕，清理电极板上导电糊，保持除颤器完好处于备用状态。

· 相关知识 ·

1. 电除颤的禁忌证

①病史多年心脏明显增大及心房内有新鲜血栓形成或近 3 个月有栓塞史；②伴高度或完全性房室传导阻滞的心房颤动和扑动。③确认或可疑的洋地黄中毒、低钾血症。

2. 电除颤的并发症

①心律失常；②急性肺水肿；③栓塞；④心肌损伤；⑤胸部皮肤灼伤。

· 附图 ·

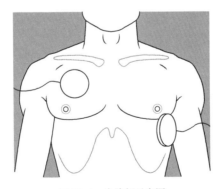

图 23-1　电除颤示意图

·评分标准·

表 23-1　除颤操作评分标准

流　程	要　　求	核心指标	重要指标	普通指标
素质要求	1. 服装整洁、仪表端庄（佩戴手表）			
核对	2. 医嘱核对（操作前、中、后）；患者信息双向核查			
评估	3. 判断意识			
	4. 判断呼吸			
	5. 判断颈动脉搏动（5~10 s）			
	6. 看时间，按铃呼叫			
操作前准备	7. 用物齐全，呈备用状态			
	8. 患者处于复苏体位，拉屏风遮挡，放下床栏			
	9. 充分暴露除颤部位，取下金属物品			
	10. 确认除颤部位皮肤无潮湿及敷料			
操作过程	11. 确认为室颤波			
	12. 打开除颤仪电源开关			
	13. 确认非同步模式，遵医嘱选择电功率		▲	
	14. 电极板均匀涂导电胶（或浸湿电极板表面 4~6 层盐水纱布）			
	15. 充电			
	16. 放置电极板，位置准确（避开起搏器部位 10 cm 以上）	★		
	17. 电极板紧贴患者胸部皮肤，施压适当		▲	
	18. 再次确认心电图为室颤	★		
	19. 嘱他人离开床缘，准备电击			
	20. 放电（双手拇指同时按压放电按钮）			
	21. 放电时操作者和其他医务人员身体避开床缘			
	22. 再次监测患者的心电示波图形		▲	
	23. 除颤成功，放置电极板，看时间，洗手并记录			
	24. 未成功，重复电击，次数和能量正确			
	25. 操作结束，关闭除颤仪			

（续表）

流　程	要　　求	核心指标	重要指标	普通指标
操作后	26. 擦拭除颤部位导电胶，观察局部皮肤情况			
	27. 观察病情（意识、心律、心率、呼吸），口述上述结果			
	28. 协助患者整理衣物，合理安置患者			
	29. 洗手，准确记录			
	30. 抢救用物处理恰当			
总体评价	31. 抢救动作稳重、准确、安全			
	32. 与患者交流时态度和蔼，语言文明			
	33. 操作过程熟练，抢救迅速			
理论知识	34. 回答全面、正确			

备注说明：标记"★"项为核心指标，标记"▲"项为重要指标，其余项均为普通指标。

口服给药法操作流程及评分标准

·**定义**· 药物口服，经胃肠道吸收后，可发挥局部或全身治疗的作用。

·**适应证**· 可以经口吞服药片或药液的患者。

·**操作流程**·

素质要求 ——→ 服装整洁，仪表端庄

↓

×床，×××，诊断为××，现遵医嘱准备给患者服××药物，患者口咽部黏膜光滑、红润，神志清楚，能配合操作。汇报患者的主诉、服药史、过敏史

核对医嘱

↓

评估 ——→ 携手电筒至患者处，双向核对后解释：因为××原因，您需要服用××药物，您现在有什么不舒服吗？以前服过这种药吗？有什么药物过敏吗？请张开嘴巴让我检查一下好吗？（观察患者口咽部是否有溃疡、糜烂等情况）

←—— 洗手、汇报

↓

治疗盘、冷开水、服药单、药（请第二人核对）、消毒啫喱、必要时准备碾钵 ←—— 准备用物

↓

发药 ——→ 携药物至患者床旁，双向核对，核对服药单，先为患者准备适量温开水，协助患者将药服下，观察患者有无不良反应（鼻饲患者应当将药研碎溶解后由胃管注入）

告知患者所服的药物及服用方法；告知患者特殊药物服用的注意事项 ←—— 指导患者

↓

洗手、签名、记录

↓

整理用物、洗手

·注意事项·

（1）需吞服的药物通常用 40~60℃温开水送下，不要用茶水服药。

（2）对牙齿有腐蚀作用或使牙齿染色的药物，如酸类和铁剂，应用吸管吸入，服药后应漱口。

（3）缓释片、肠溶片、胶囊吞服时不能嚼碎。

（4）舌下含片应放于舌下或两颊黏膜与牙齿之间待其溶化。

（5）健胃药宜在饭前服，助消化药及对胃黏膜有刺激性的药物宜在饭后服；催眠药睡前服，驱虫药宜在空腹或半空腹时服用。

（6）抗生素及磺胺类药物应准时服药，以保证有效的血药浓度，服用磺胺类药物后宜多饮水，以免因尿量不足而至磺胺结晶堵塞肾小管。

（7）服用对呼吸道黏膜起安抚作用的药物后（如止咳糖浆）不宜立即饮水。若同时服用多种药物，应最后服用止咳糖浆。

（8）对服用强心苷类药物的患者，服药前应先测心率、脉搏，注意其节律变化，如脉率低于 60 次 /min 或节律不齐时，不可以服用，并报告医生。

（9）有特殊检查或手术需禁食者，暂时不发药，并做好交班。

（10）严格执行三查七对制度，三查即给药前、给药中、给药后；七对即对姓名、ID 号、药名、剂量、浓度、时间、用法。

·评分标准·

表 24-1　口服给药法操作评分标准

流程	要求	核心指标	重要指标	普通指标
素质要求	1. 服装整洁、仪表端庄（佩戴手表）			
核对	2. 医嘱核对（操作前、中、后）；患者信息双向核查；并核查口服药物		▲	
评估	3. 评估患者意识、合作程度，解释给药要求			
	4. 评估病区环境清洁，光线适宜			
	5. 了解患者的服药史、过敏史		▲	
	6. 评估患者口咽部情况			

(续表)

流　程	要　　求	核心指标	重要指标	普通指标
操作前准备	7. 洗手（六步法）			
	8. 备齐用物，放置合理			
	9. 准备温度适宜的水			
操作过程	10. 患者体位摆放合理、舒适			
	11. 核对正确，按时给药	★		
	12. 协助患者取合适体位			
	13. 协助服药，服药方式正确	★		
	14. 观察患者有无药物不良反应		▲	
	15. 宣教：告知服药后的注意事项		▲	
操作后	16. 整理床单位、合理安置患者			
	17. 用物处理恰当			
	18. 洗手、签名，做好记录			
总体评价	19. 动作轻巧、稳重、准确			
	20. 与患者交流时态度和蔼，语言文明			
	21. 遵循消毒隔离原则			
	22. 操作过程熟练			
理论知识	23. 回答全面、正确			

备注说明：标记"★"项为核心指标，标记"▲"项为重要指标，其余项均为普通指标。

胃肠减压技术操作流程及评分标准

▼

·**定义**·胃肠减压是将胃管自口腔或鼻腔插入，利用负压吸引和虹吸的原理，通过胃管将积聚于胃肠道内的气体及液体吸出。

·**适应证**·常用于急性胃扩张、急性胰腺炎、肠梗阻、胃肠穿孔修补或部分切除术，以及胆道或胰腺手术等腹部较大手术后患者。

·**操作流程**·

素质要求 → 服装整洁，仪表端庄

核对医嘱

打开被子，解开衣服，腹部视、听诊 1 min，口述：患者神志清楚，主诉腹胀、恶心、呕吐，腹部膨隆，肠鸣音减弱，1 次/min ← 评估

→ 治疗车上层大治疗盘内置鼻饲包（治疗巾、镊子、左手手套、压舌板、纱布 2 块、弯盘）、20 ml 空针、胃管、负压引流器、石蜡油、别针、橡皮筋、听诊器、红色记号笔、小药杯（冷开水）、胶布、棉签、弯盘

洗手、戴口罩
准备用物

核对床号、姓名，解释→取半卧位→备胶布→检查鼻腔（口述：鼻腔黏膜无充血、水肿，鼻中隔无偏曲，问：近期有无做过鼻腔手术）→清洁鼻腔→在被子内摸剑突位置并做记号→在床头柜上打开鼻饲包，治疗巾铺于颌下→空针、胃管、负压引流器打开投放于鼻饲包纱布上→在弯盘内倒石蜡油于纱布上→戴手套→检查胃管是否通畅，测量长度→润滑胃管前端→弯盘置口角旁 ← 置管前准备

插管 → 左手持镊子插胃管（14~16 cm 时用压舌板查看是否盘在口腔内，并嘱患者做吞咽动作），快到刻度时把纱布弃于弯盘内→判断胃管是否在胃内（口述：3 种方法，现采取哪一种）→固定一条胶布，纱布擦拭面颊、口角，撤弯盘，脱手套，另一胶布固定胃管于脸颊上→做记号→接负压引流器，撤治疗巾，（口述：1 800 ml 引流器负压为 5 kPa）→别针、橡皮筋固定

保持口腔清洁，禁食水，注意胃管长度 ← 说明注意事项 → 胃肠减压期间注意观察引流液的颜色、性状、气味及量，并做好记录，定时冲洗胃管，保持负压引流器处于功能状态

整理用物
安置患者

洗手戴口罩，备物：治疗车上层：方盘、清洁手套、75% 乙醇溶液纱布罐、治疗巾、止血钳、弯盘，下层：量杯 ← 倾倒引流液 → 解释，铺治疗巾→打开别针→反折胃管，夹止血钳固定于被套上→戴手套→分离负压引流器接头，包酒精纱布→观察引流液颜色、性状、气味、量→将引流液倾倒于量杯内→酒精纱布消毒引流器接头→接负压引流器→脱手套→松开止血钳→别针、橡皮筋固定

整理用物

记录引流液色、性状、量、气味
洗手、脱口罩

· **注意事项** ·

（1）插管时动作要轻柔，以免损伤食管黏膜，尤其是通过食管 3 个狭窄部位时。

（2）昏迷患者插管时，应将其头向后仰，当胃管插入 10~15 cm 时，托起患者头部，使下颌靠近胸骨柄，以利插管。

（3）插管过程中如患者出现呛咳、呼吸困难、发绀等，表示误入气管，应立即拔出胃管。嘱患者休息片刻后再重新插管。

胃管插入长度要合适，一般成人 55~66 cm，即胃管头端插至胃幽门窦前区。插入过深，管在胃内易盘绕打折；插入过浅，胃管头端接触不到胃液，均会影响减压效果。

（4）保持引流通畅。食管和胃部手术后，冲洗胃管有阻力时不可强行冲洗，应通知医生采取相应措施。

（5）长期胃肠减压者，每日口腔护理 2 次；定期更换胃管，拔出后从另一侧鼻孔插入。

（6）观察引流物的颜色、性质、量，并记录 24 h 引流量。

（7）注意观察患者水电解质及胃肠功能恢复情况。

（8）如需由胃管内注入药物时，注后应用温开水冲洗管腔，并夹管 1~2 h，使注入药物充分吸收，然后再吸引。

· **相关知识** ·

拔管指征：患者已排气，胃蠕动恢复，无明显腹胀。

· **评分标准** ·

表 25-1　胃肠减压技术操作评分标准

流　程	要　　求	核心指标	重要指标	普通指标
素质要求	1.服装整洁、仪表端庄（佩戴手表）			
核对	2.医嘱核对（操作前、中、后）；患者信息双向核查			

(续表)

流　程	要　　　求	核心指标	重要指标	普通指标
评估	3. 了解患者意识状态和合作程度			
	4. 评估患者病情及身体状况（腹胀、腹部膨隆、肠鸣音）			
	5. 向患者解释胃肠减压的目的			
操作前准备	6. 洗手（六步法）、戴口罩，方法正确			
	7. 备齐用物（留置胃管、胃肠减压、停胃肠减压），放置合理			
置胃管	8. 解释，告知配合注意事项			
	9. 患者体位正确、舒适			
	10. 选择鼻腔并清洁，方法正确			
	11. 打开鼻饲包，用物准备合理（胶布、铺巾、空针）			
	12. 检查胃管是否通畅，确定胃管放置长度		▲	
	13. 涂液体石蜡，插胃管方法正确：插入胃管适当深度，注意及时观察（口腔、呼吸）		▲	
	14. 检查胃管在胃内方法正确（三种方法），要求 2 人确认	★		
	15. 胃管固定方法适宜（双固定），并做标记			
胃肠减压	16. 打开胃肠减压器，正确连接管路，并保持适宜负压	★		
	17. 与胃管末端正确连接			
	18. 连接胃肠减压器后观察引流液性状			
	19. 连接胃肠减压器后及时观察患者反应			
	20. 连接后正确处理胃管和引流器连接处		▲	
	21. 妥善固定胃管及胃肠减压器方法正确			
	22. 做好标示：导管标示及更换日期正确			
	23. 妥善安置患者，体位正确			
	24. 告知注意事项（防滑脱、保持口腔清洁、保持引流通畅、引流器持续负压状态）			
停胃肠减压	25. 解释，告知配合注意事项			
	26. 去除胃肠减压器方法正确			
	27. 正确处理胃管末端			

流　程	要　　求	核心指标	重要指标	普通指标
操作后	28. 整理床单位，合理安置患者			
	29. 整理用物，正确处置用物			
	30. 洗手、签名，记录方法正确			
总体评价	31. 动作轻巧、稳重、准确			
	32. 与患者交流时态度和蔼，语言文明			
	33. 注意隐私保护、保暖			
	34. 操作流程熟练 <15 min			
理论知识	35. 回答全面、正确			

备注说明：标记"★"项为核心指标，标记"▲"项为重要指标，其余项均为普通指标。

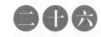

静脉注射技术操作流程及评分标准

· **定义** · 经静脉注入药物的技术。

· **适应证** · 药物不宜口服、皮下或肌内注射时，需要迅速发生疗效者；做诊断性检查，由静脉注入药物，如肝、肾、胆囊等检查需注射造影剂或染料等。

· **操作流程** ·

素质要求 → 服装整洁，仪表端庄

↓

核对医嘱

↓

评估 → 携清洁止血带至床旁，双向核对后解释：因××原因需要给您注射××药物（必要时询问药物过敏史），您想打在哪侧手臂上？我看一下血管好吗？我去准备一下，请稍等

↓

×床，×××，诊断为×××，因××原因需要注射××药物，神志清楚可以配合护理操作。既往无药物过敏史，××部位血管弹性好，局部皮肤完整 ← 洗手、汇报

↓

擦桌，洗手戴口罩

↓

准备用物 ← 治疗盘、弯盘、砂轮、床号牌、垫巾、垫枕（必要时）处于清洁备用状态，安尔碘溶液、安尔碘棉球、（有效期、量足），棉签、5 ml 空针 1 副、针头 1 个、无菌纱布 2 块（有效期、外包装），遵医嘱准备药液（查有效期、瓶身、安瓿无破损、无变质）请第二人核对

↓

打开纱布包，取出纱布铺无菌盘。核对医嘱，消毒安瓿、砂轮，打开安瓿，取出空针，看刻度清晰，回抽无漏气，衔接紧密，调节针头斜面朝下，抽尽药液，套上安瓿，核对后将药液放于无菌盘内。核对床号牌放在纱布外层 ← 铺无菌盘配制药液

↓

注射 → 携物品至病房，双向核对，解释以取得合作。协助患者取舒适卧位，暴露穿刺部位，垫巾置于臂下，扎止血带看血管，松止血带，消毒皮肤（螺旋式，由内而外，直径 >5 cm），扎止血带（穿刺点上方 6 cm），取药液，接针头排气，再次核对，嘱握拳，进针（绷紧皮肤成 20°~30°，见回血再进针少许），左手拇指固定针头，右手松止血带，嘱松拳，缓慢注射，观察局部及全身反应。取棉签，拔针后按压进针点 5 min，撤止血带、垫巾，再次核对

整理床单位，安置患者，解释：现在药液注射好了，有什么不舒服吗？（交代用药后注意事项）如有不适请及时按铃，我也会经常来看你的，谢谢配合 ← 安置患者

↓

洗手、脱口罩签名、签时间、记录

↓

整理用物、洗手

·注意事项·

（1）严格执行查对制度和无菌操作原则。

（2）对需要长期静脉给药的患者，应当保护血管，由远心端至近心端选择血管穿刺。

（3）注射过程中随时观察患者的反应。

（4）静脉注射有强烈刺激性的药物时，应先用装有生理盐水的注射器进行穿刺，证实针头在血管内后，再换至有药物的注射器进行推注，防止因药物外渗而发生组织坏死。

·相关知识点·

（1）如有一次穿刺失败，重新穿刺需更换部位。

（2）根据病情及药物性质，掌握推注药物的速度，并注意观察注射部位情况及患者反应。

（3）在紧急情况下，可行股静脉穿刺给药，结束后应注意加压包扎。对有出血倾向的患者慎用。

·附图·

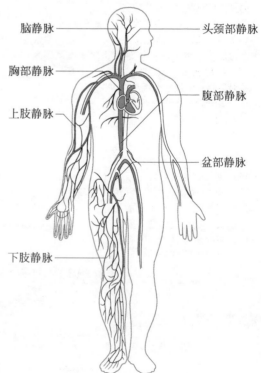

图 26-1　人体静脉示意图

·评分标准·

表 26-1　静脉注射技术操作评分标准

流　程	要　求	核心指标	重要指标	普通指标
素质要求	1. 服装整洁、仪表端庄（佩戴手表）			
核对	2. 医嘱核对（操作前、中、后）；患者信息双向核查；药液双人核对		▲	
评估	3. 了解病情（心脏功能，搭脉 30 s）；评估穿刺部位血管状况			
	4. 询问药物过敏史			
操作前准备	5. 洗手（六步法）、戴口罩，方法正确			
	6. 准备物品齐全，方法正确			
	7. 检查药品方法正确			
	8. 铺无菌盘方法正确			
	9. 消毒及开瓶方法正确			
	10. 抽液方法正确（不余、不漏、不污染）		▲	
操作过程	11. 协助患者采取合适卧位			
	12. 置垫巾；扎止血带，确认穿刺点部位；松止血带			
	13. 消毒皮肤（螺旋式，由内向外，直径 > 5 cm，两次之间待干）			
	14. 再次扎止血带（穿刺点上方 6 cm，不跨越无菌区）			
	15. 接针头，排气成功（不超过 3 滴）			
	16. 嘱握拳，绷紧皮肤，进针			
	17. 穿刺成功	★		
	18. 松拳、松止血带			
	19. 固定针头			
	20. 推注药物速度适宜		▲	
	21. 迅速拔针，用干棉签按压进针点			
	22. 观察用药后全身及局部反应		▲	

(续表)

流　程	要　　求	核心指标	重要指标	普通指标
操作后	23. 整理床单位，合理安置患者			
	24. 宣教用药后注意事项			
	25. 正确处置用物			
	26. 洗手、签名、签时间，记录方法正确			
总体评价	27. 动作轻巧、稳重、准确			
	28. 与患者交流时态度和蔼，语言文明			
	29. 注意隐私保护、保暖			
	30. 遵循无菌原则			
	31. 操作流程熟练，时间 <15 min			
理论知识	32. 回答全面、正确			

备注说明：标记"★"项为核心指标，标记"▲"项为重要指标，其余项均为普通指标。

患者约束法操作流程及评分标准

·**定义**·是根据患者病情应用一些保护具及约束带，限制或保护患者身体或身体某部位活动，以确保患者的安全。

·**适应证**·高热、谵妄、昏迷、躁动及危重患者；婴幼儿及高龄患者。

·**操作流程**·

素质要求 → 服装整洁，仪表端庄

↓

评估 → ×床，请问您叫什么名字（并核对腕带）？评估患者病情、意识状态、肢体活动度、约束部位皮肤色泽、温度及完整性；评估需要使用保护具的种类和时间。告知患者和/或家属实施约束的目的、方法、持续时间，使其理解使用保护具的重要性和安全性，征得同意并在知情同意书上签字

↓

×床，×××，诊断为×××，因××原因需要采取××约束法。患者四肢活动自如，约束部位皮肤完整，色泽正常，末梢温 ← 洗手、汇报

↓

根据约束部位选择合适的约束带 ← 准备用物

↓

操作步骤 → 1.肢体约束法：暴露患者腕部或者踝部，用棉垫包裹腕部或踝部，将保护带打成双套结套在棉垫外，稍拉紧，使之不松脱；将保护带系于两侧床缘，为患者盖好被，整理床单位及用物。肩部约束法：暴露患者双肩，将患者双侧腋下垫棉垫，将保护带置于患者双肩下，双侧分别穿过患者腋下，在背部交叉后分别固定于床头，为患者盖好被子，整理床单位及用物

↓

1.告知患者及家属实施约束中，护士将随时观察约束局部皮肤有无损伤、皮肤颜色、温度、约束肢体末梢循环状况，定时松解
2.指导患者和家属在约束期间保证肢体处于功能位，保持适当的舒适度 ← 健康宣教

↓

整理床单位

2.全身约束法：多用于患儿的约束。方法：将大单折成自患儿肩部至踝部的长度，将患儿放于中间，用靠近护士一侧的大单紧紧包裹同侧患儿的手足至对侧，自患儿腋窝下掖于身下，再将大单的另一侧包裹手臂及身体后，紧掖于靠护士一侧身下，如患儿过分活动，可用绷带系好

↓

洗手、记录

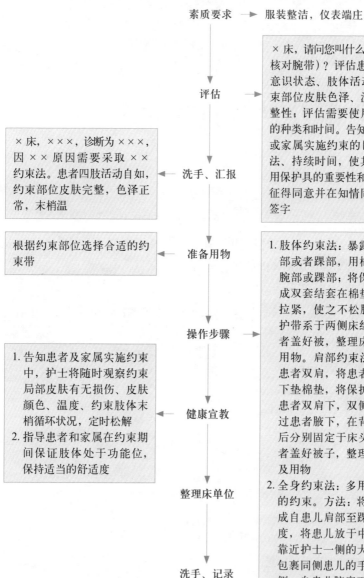

·注意事项·

(1) 实施约束时，将患者肢体处于功能位，约束带下垫衬垫，约束带松紧适宜，以能伸进一二手指为原则。

(2) 严格掌握约束用具的使用适应证，密切观察约束部位皮肤状况。

(3) 保护性约束属制动措施，使用时间不宜过长，病情稳定或者治疗结束后，应及时解除约束。需较长时间约束者，每2h松解约束带1次并活动肢体，并协助患者翻身。

(4) 准确评价约束带的使用情况并记录，严格交接班，包括约束的原因、时间，约束带的数目，约束部位，约束部位皮肤情况，解除约束时间等。

·相关知识·

1. 约束带

用于保护躁动患者，限制身体或肢体活动，防止患者自伤或坠床。

2. 约束带种类

宽绷带、肩部约束带、膝部约束带、尼龙搭扣约束带及全身约束衣等。

3. 约束带用法

①宽绷带常用于固定手腕及踝部。②肩部约束带常用于固定肩部，限制坐起。③膝部约束带常用于固定膝部，限制下肢活动。④尼龙搭扣约束带常用于固定手腕、上臂、踝部、膝部。⑤全身约束衣常用于患儿。

4. 保护用具使用的评价依据

①能满足使用患者的身体基本需要，患者安全、舒适、无血液循环障碍；②患者及家属了解保护器具使用的目的；③各项检查、治疗目的和护理措施能够顺利进行。

·评分标准·

表 27-1　患者约束法操作评分标准

流　程	要　　求	核心指标	重要指标	普通指标
素质要求	1.服装整洁、仪表端庄（佩戴手表）			
核对	2.医嘱核对（操作前、中、后）；患者信息双向核查		▲	
评估	3.评估患者病情、意识及肢体活动度及局部皮肤情况		▲	
	4.评估需要使用约束保护用具的种类和时间	★		
	5.告知使用约束保护用具的重要性和安全性			
	6.征得患者及家属同意并签署知情同意书			
操作前准备	7.洗手（六步法）			
	8.备齐用物，放置合理，选择合适的约束器具			
操作过程	9.患者体位摆放正确、舒适			
	10.正确暴露固定部位			
	11.约束操作方法正确、有效	★		
	12.约束部位松紧度适宜		▲	
操作后	13.整理床单位，合理安置患者			
	14.宣教：告知患者及家属约束后注意事项			
	15.观察：约束部位皮肤色泽、温度及血运循环情况		▲	
	16.用物处理恰当			
	17.洗手、签名，做好约束后的护理观察记录			
总体评价	18.动作轻巧、稳重、准确			
	19.与患者交流时态度和蔼，语言文明			
	20.注意隐私保护、保暖			
	21.注意遵循节力原则			
	22.操作熟练			
理论知识	23.回答全面、正确			

备注说明：标记"★"项为核心指标，标记"▲"项为重要指标，其余项均为普通指标。

轴线翻身法操作流程及评分标准

▼

· **定义** · 轴线翻身就是将头肩部和腰、腿保持在一条线上翻身，同时同向翻动，不能有扭动的翻身方法。

· **适应证** ·

（1）协助颅骨牵引、脊椎损伤、脊椎手术、髋关节术后的患者在床上翻身。

（2）预防脊椎再损伤及关节脱位。

（3）预防压疮，增加患者舒适感。

· **操作流程** ·

素质要求 ➡ 服装整洁，仪表端庄

↓

核对医嘱

↓

评估 ➡ 双向核对后解释："您已经平卧 2 h 了，现在需要给您翻身，您想往哪边翻？"观察患者损伤部位、伤口情况以及有无引流管。"我去准备一下，请稍等"

↓

×床，×××，诊断为颈椎骨折，神志清楚，能配合操作，患者系颈 4 椎体骨折术后，伤口敷料外观无渗血，尿管、引流管均在位，遵医嘱予轴线翻身 2 h 一次，现在准备往左侧翻 ⬅ 洗手、汇报

↓

洗手、准备用物 ➡ 治疗车、枕头 2 个、沙袋 2 个、小棉垫 2 个

↓

核对、告知翻身的目的和方法、配合注意事项。移床，去枕，松床尾，松开各种引流管的固定别针。嘱患者双手放于胸前，屈膝（截瘫患者护士协助）。护士 1 站床头，双手固定患者头部，并做牵引动作，头、颈随躯干同步缓慢移动。护士 2 站床右侧，双手分别放于患者肩部、腰部。护士 3 站床右侧，双手放于患者腰部、臀部。使患者头、颈、肩、腰、髋保持在同一水平，将患者移至护士近侧，翻转至侧卧（注意保暖）。头部置枕头，肩部至臀部用枕头抵住。双腿自然弯曲，两膝间垫软枕，两踝关节处垫棉垫，双足用沙袋抵住，保持踝关节功能位。观察患者有无不适 ⬅ 翻身

↓

操作后 ➡ 妥善固定各种导管，并保持通畅，整理床单位，注意保暖移床至原位。询问患者有无需求。填写翻身卡，正确记录时间

↓

洗手

·注意事项·

（1）翻转患者时，应注意保持脊椎平直，以维持脊柱的正常生理弯曲，避免由于躯干扭曲，加重脊柱骨折、脊髓损伤和关节脱位。翻身角度不可超过60°，避免由于脊柱负重增大而引起关节突骨折。

（2）患者有颈椎损伤时，勿扭曲或旋转患者的头部，以免加重神经损伤引起呼吸肌麻痹而死亡。

（3）翻身时注意为患者保暖并防止坠床。

（4）准确记录翻身时间及体位。

·相关知识· 特殊情况的患者更换卧位时应注意：

（1）对有各种导管或输液装置者，应先将导管安置妥当后仔细检查，保持导管通畅。

（2）颈椎或颅骨牵引者，翻身时不可放松牵引，应使头、颈、躯干保持在同一水平位翻动。翻身后注意牵引方向、位置以及牵引力是否正确。

（3）颅脑手术者头部不可剧烈翻动，应取健侧卧位或平卧位，在翻身时要注意，以免引起脑疝，压迫脑干，导致患者死亡。

（4）如有石膏固定者，为防止受压，翻身后应注意患处位置及局部肢体的血运情况。手术患者翻身时，应先检查敷料是否干燥、有无脱落，如分泌物浸湿敷料，应先更换敷料并固定妥当后再翻身，翻身后注意伤口不可受压。

·评分标准·

表 28-1　轴线翻身法操作评分标准

流　程	要　　求	核心指标	重要指标	普通指标
素质要求	1. 服装整洁、仪表端庄（佩戴手表）			
核对	2. 医嘱核对（操作前、中、后）；患者信息双向核查			
评估	3. 评估患者的病情、意识及配合程度			
	4. 评估患者的损伤部位、伤口及各导管情况等		▲	
	5. 解释翻身的目的、方法及配合注意事项			

流　程	要　　求	核心指标	重要指标	普通指标
操作前准备	6. 洗手（六步法）			
	7. 备齐用物，放置合理			
操作过程	8. 移床，去枕，松床尾，放下床栏			
	9. 松开各引流导管的固定夹		▲	
	10. 患者体位准备正确：双手放于胸前，屈膝（截瘫患者协助）			
	11. 操作护士站于患者同侧，将患者平移至护士近侧床旁			
	12. 护士 -1 做头部牵引动作方法正确，护士 -2、护士 -3 协助翻身，方法正确		▲	
	13. 患者头、颈、肩、腰、髋保持在同一水平	★		
	14. 3 名护士同时合力，将患者翻转至侧卧			
	15. 头部垫枕头，肩至臀部用枕头抵住			
	16. 双腿自然弯曲，两膝间垫软枕，两踝关节处垫棉垫，双足用沙袋抵住，保持踝关节功能位		▲	
	17. 观察患者翻身后有无不适反应		▲	
	18. 正确固定各引流管		▲	
操作后	19. 整理床单位，合理安置患者			
	20. 告知翻身后注意事项			
	21. 用物处理恰当			
	22. 洗手、签名，做好翻身卡记录			
总体评价	23. 动作轻巧、稳重、准确			
	24. 与患者交流时态度和蔼，语言文明			
	25. 注意隐私保护、保暖			
	26. 保持轴线原则			
	27. 操作熟练			
理论知识	28. 回答全面、正确			

备注说明：标记"★"项为核心指标，标记"▲"项为重要指标，其余项均为普通指标。

患者搬运法操作流程及评分标准

·定义·因患者外出检查、手术或转科等，将患者从病床转运至平车的方法。

·适应证·患者不能自己活动、体重较重者适用于二人或三人搬运法；危重或颈椎、腰椎骨折患者适用于四人搬运法。

·操作流程·

搬运法（两人移至平车）操作流程

素质要求 ➡ 服装整洁，仪表端庄

核对医嘱

评估 ➡ 双向核对后解释："因××原因，您需要转运至×××，请您配合。"观察患者肢体肌力、约束情况、伤口情况以及有无引流管。"我去准备一下，请稍等"

"×床，×××，诊断为×××，神志清楚，能配合操作，患者肢体肌力为×××，伤口敷料外观无渗血，尿管、引流管均在位，遵医嘱进行两人搬运至平车" ⬅ 洗手、汇报

洗手、戴口罩准备用物 ➡ 平车推至床尾，使平车头端与床尾成钝角，固定平车；松开盖被，协助患者穿衣；将盖被（一半）平铺于平车上

核对、告知搬运的目的和方法、配合注意事项。移床，去枕，松床尾，松开各种引流管的固定别针。嘱患者双手放于胸前，屈膝（截瘫患者护士协助）。2名护士站于床同侧，将患者移至床边，1名护士一手托住患者颈肩部，另一手托住患者腰部，另1名护士一手托住患者臀部，另一手托住患者腿部，使患者身体稍向护士倾斜，两名护士同时合力抬起患者，轻放于平车上，妥善安置患者 ⬅ 操作过程

操作后 ➡ 观察患者有无不适，固定各种导管，整理床单位，移床至原位。询问患者有无需求

洗手
签名、记录

搬运法（三人移至平车）操作流程

素质要求 ➡ 服装整洁，仪表端庄

核对医嘱

评估 ➡ 双向核对后解释："因 ×× 原因您需要转运至 ××，请您配合。"观察患者肢体肌力、约束情况、伤口情况以及有无引流管。"我去准备一下，请稍等"

×床，×××，诊断为 ×××，神志清楚，能配合操作，患者肢体肌力为×××，伤口敷料外观无渗血，尿管、引流管均在位，遵医嘱进行三人搬运至平车。 ➡ 洗手、汇报

洗手、戴口罩准备用物 ➡ 平车推至床尾，使平车头端与床尾成钝角，固定平车；松开盖被，协助患者穿衣；将盖被（一半）平铺于平车上

核对、告知搬运的目的和方法、配合注意事项。移床，去枕，松床尾，松开各种引流管的固定别针。嘱患者双手放于胸前，屈膝（截瘫患者护士协助）。3 名护士站于床同侧，将患者移至床边，1 名护士托住患者头、肩胛部，另 1 名护士托住患者背部、臀部，第 3 名护士托住患者腘窝、小腿部，3 人同时抬起，使患者身体稍向护士倾斜，3 名护士同时合力抬起患者，轻放于平车上，妥善安置患者 ➡ 操作过程

操作后 ➡ 观察患者有无不适，固定各种导管，整理床单位，移床至原位。询问患者有无需求

洗手
签名、记录

搬运法（四人移至平车）操作流程

素质要求 ━━▶ 服装整洁，仪表端庄

核对医嘱

评估 ━━▶ 双向核对后解释:"因××原因您需要转运至×××，请您配合。"观察患者肢体肌力、约束情况、伤口情况以及有无引流管。"我去准备一下，请稍等"

×床，××，诊断为×××，神志清楚，能配合操作，患者肢体肌力为×××，伤口敷料外观无渗血，尿管、引流管均在位，遵医嘱进行四人搬运至平车 ◀━━ 洗手、汇报

洗手、戴口罩准备用物 ━━▶ 平车与床平行并紧靠床边，固定平车；松开盖被，协助患者穿衣；将盖被（一半）平铺于平车上

核对、告知搬运的目的和方法、配合注意事项。移床，去枕，松床尾，松开各种引流管的固定别针。嘱患者双手放于胸前，屈膝（截瘫患者护士协助）。在患者腰、臀下铺中单，1名护士站于床头，托住患者头及颈肩部，第2名护士站于床尾，托住患者两腿，第3、4名护士分别站于床及平车两侧，紧握中单四角，4名护士同时合力抬起患者，轻放于平车上，妥善安置患者 ◀━━ 操作过程

操作后 ━━▶ 观察患者有无不适，固定各种导管，整理床单位，移床至原位。询问患者有无需求

洗手
签名、记录

·注意事项·

（1）搬运患者时动作轻稳，协调一致，确保患者安全、舒适。

（2）尽量使患者靠近搬运者，以达到节力。

（3）将患者头部置于平车的大轮端，以减轻颠簸与不适。

（4）推车时车速适宜，护士站于患者头侧，以便观察病情，下坡时应使患者头部处于高处一端。

（5）对骨折患者，应在平车上垫木板，并固定好骨折部位再搬运。

（6）在搬运患者过程中保证输液和各种导管引流的通畅。

·相关知识·

1. 二人搬运法

适用于不能活动、体重较重的患者。

2. 三人搬运法

适用于不能活动、体重超重的患者。

3. 四人搬运法

适用于颈椎、腰椎骨折和病情较重的患者。

·评分标准·

表 29-1　搬运法（两人移至平车）操作评分标准

流　程	要　　求	核心指标	重要指标	普通指标
素质要求	1. 服装整洁、仪表端庄（佩戴手表）			
核对	2. 医嘱核对（操作前、中、后）；患者信息双向核查			
评估	3. 了解患者的病情、意识、肢体肌力及合作情况		▲	
	4. 评估患者约束及各种管路情况		▲	
操作前准备	5. 洗手、戴口罩（六步法）			
	6. 备齐用物，放置合理			
	7. 解释，告知搬运注意事项			

（续表）

流　程	要　　求	核心指标	重要指标	普通指标
操作前准备	8. 平车摆放位置正确，并固定平车：两人法：平车推至床尾，使平车头端与床尾成钝角		▲	
	9. 松开盖被，协助患者穿衣			
	10. 将盖被（一半）平铺于平车上			
操作过程	11. 根据患者不同的病情选择合适的搬运方法	★		
操作要点	12. 2 名护士站于床同侧，将患者移至床边			
	13. 1 名护士一手托住患者颈肩部，另一手托住患者腰部			
	14. 另 1 名护士一手托住患者臀部，另一手托住患者腿部			
	15. 使患者身体稍向护士倾斜，两名护士同时合力抬起患者			
	16. 根据不同的搬运法，各操作护士均同时移步、合力抬起患者，轻放于平车上，妥善安置患者		▲	
操作后	17. 观察患者有无不适，并整理各管道		▲	
	18. 为患者盖好被子，使患者舒适、安全			
	19. 洗手、签名，记录方法正确			
总体评价	20. 动作轻巧、稳重、准确			
	21. 与患者交流时态度和蔼，语言文明			
	22. 注意隐私保护、保暖			
	23. 操作注意节力原则			
	24. 操作流程熟练			
理论知识	25. 回答全面、正确			

备注说明：标记"★"项为核心指标，标记"▲"项为重要指标，其余项均为普通指标。

表 29-2 搬运法（三人移至平车）操作评分标准

流 程	要 求	核心指标	重要指标	普通指标
素质要求	1. 服装整洁、仪表端庄（佩戴手表）			
核对	2. 医嘱核对（操作前、中、后）；患者信息双向核查			
评估	3. 了解患者的病情、意识、肢体肌力及合作情况		▲	
	4. 评估患者约束及各种管路情况		▲	
操作前准备	5. 洗手、戴口罩（六步法）			
	6. 备齐用物，放置合理			
	7. 解释，告知搬运注意事项			
	8. 平车摆放位置正确，并固定平车；三人法：平车推至床尾，使平车头端与床尾成钝角		▲	
	9. 松开盖被，协助患者穿衣			
	10. 将盖被（一半）平铺于平车上			
操作过程	11. 根据患者不同的病情选择合适的搬运方法	★		
操作要点	12. 3 名护士站于床同侧，将患者移至床边			
	13. 1 名护士托住患者头、肩胛部			
	14. 另 1 名护士托住患者背部、臀部			
	15. 第 3 名护士托住患者腘窝、小腿部			
	16. 3 人同时抬起，使患者身体稍向护士倾斜			
	17. 根据不同的搬运法，各操作护士均同时移步、合力抬起患者，轻放于平车上，妥善安置患者		▲	
操作后	18. 观察患者有无不适，并整理各管道		▲	
	19. 为患者盖好被子，使患者舒适、安全			
	20. 洗手、签名，记录方法正确			

（续表）

流　程	要　求	核心指标	重要指标	普通指标
总体评价	21. 动作轻巧、稳重、准确			
	22. 与患者交流时态度和蔼，语言文明			
	23. 注意隐私保护、保暖			
	24. 操作注意节力原则			
	25. 操作流程熟练			

备注说明：标记"★"项为核心指标，标记"▲"项为重要指标，其余项均为普通指标。

表 29-3　搬运法（四人移至平车）操作评分标准

流　程	要　求	核心指标	重要指标	普通指标
素质要求	1. 服装整洁、仪表端庄（佩戴手表）			
核对	2. 医嘱核对（操作前、中、后）；患者信息双向核查			
评估	3. 了解患者的病情、意识、肢体肌力及合作情况		▲	
	4. 评估患者约束及各种管路情况		▲	
操作前准备	5. 洗手、戴口罩（六步法）			
	6. 备齐用物，放置合理			
	7. 解释，告知搬运注意事项			
	8. 平车摆放位置正确，并固定平车：四人法：平车与床平行并紧靠床边		▲	
	9. 松开盖被，协助患者穿衣			
	10. 将盖被（一半）平铺于平车上			
操作过程	11. 根据患者不同的病情选择合适的搬运方法	★		
操作要点	12. 在患者腰、臀下铺中单			
	13. 1 名护士站于床头，托住患者头及颈肩部			
	14. 第 2 名护士站于床尾，托住患者两腿			
	15. 第 3、4 名护士分别站于床及平车两侧，紧握中单四角			

（续表）

流　程	要　求	核心指标	重要指标	普通指标
操作要点	16. 根据不同的搬运法，各操作护士均同时移步、合力抬起患者，轻放于平车上，妥善安置患者		▲	
操作后	17. 观察患者有无不适，并整理各管道		▲	
	18. 为患者盖好被子，使者舒适、安全			
	19. 洗手、签名，记录方法正确			
总体评价	20. 动作轻巧、稳重、准确			
	21. 与患者交流时态度和蔼，语言文明			
	22. 注意隐私保护、保暖			
	23. 操作注意节力原则			
	24. 操作流程熟练			

备注说明：标记"★"项为核心指标，标记"▲"项为重要指标，其余项均为普通指标。

膀胱冲洗操作流程及评分标准

·**定义**·将溶液经导尿管灌注入膀胱，再利用虹吸原理将灌入的液体引流出来的方法。

·**适应证**·保持留置导尿管患者引流通畅；清除膀胱内血凝块、黏液等异物，预防感染；治疗某些膀胱疾病，如膀胱炎、膀胱肿瘤。

·**操作流程**·

素质要求 —→ 服装整洁，仪表端庄

↓

核对医嘱

↓

评估

↓

× 床，×××，诊断为 ×× ×，神志清楚，能配合操作，尿管在位通畅，尿液较混浊，遵医嘱准备用生理盐水行膀胱冲洗 ←— 洗手、汇报

↓

擦桌，洗手戴口罩

↓

治疗盘、弯盘、棉签、安尔碘、安尔碘棉球罐、生理盐水 3 000 ml、输液器、无菌纱布、膀胱冲洗牌、止血钳（必要时备无菌剪刀、无菌玻璃接管）。开生理盐水外包装，棉签消毒，压安尔碘棉球。取输液器连接生理盐水、连接玻璃接管、纱布包裹 ←— 准备用物

↓

冲洗

↓

① 下床活动需有护士协助；② 不随意调节冲洗速度；③ 卧床期间注意各管道勿受压、打折；④ 感觉膀胱胀痛等不适及时呼叫护士 ←— 宣教

↓

冲洗结束

↓

膀胱冲洗情况，引流液颜色、性状、量 ←— 洗手、脱口罩、签名、签时间、记录

↓

整理用物、洗手

双向核对后解释："×××，您好，因 ×× 原因，需要给您行膀胱冲洗，请家属暂时离开病房。"关门窗，拉隔帘或挡屏风。检查尿管是否在位、通畅，观察尿液颜色、性状，询问患者有无尿频、尿急、尿痛、膀胱憋胀感。检查输液架的安全性，调节高度。"我去准备物品，请稍等"

双向核对，协助患者取舒适卧位，悬挂生理盐水、排气，暴露尿管连接处（注意保暖），弯盘置于尿管连接处，止血钳夹闭尿管，安尔碘由内而外消毒导尿管侧腔 2 遍。再次核对，取玻璃接管连接于导尿管侧腔，松开止血钳，撤弯盘，打开冲洗管，调节滴速，挂膀胱冲洗牌。排放尿液时夹闭冲洗管，打开尿袋，排出冲洗液，观察尿液引流情况（颜色、量、性状），询问患者膀胱有无憋胀感。整理床单位，放置呼叫器，解释

冲洗完毕取下冲洗管，消毒导尿管口接尿袋，妥善固定，位置低于膀胱，以利于引流

·注意事项·

（1）常用冲洗液有 0.02% 呋喃西林及 0.9% 氯化钠注射液等，水温 35~37 ℃，膀胱有出血的用冷冲洗液。

（2）每日冲洗 2~3 次，每次药液 50~100 ml，膀胱手术后的冲洗液量不超过 50 ml。

（3）冲洗时观察患者反应，有鲜血流出或剧烈疼痛、回流量少于输注量等异常情况应停止冲洗。

·评分标准·

表 30-1　膀胱冲洗操作评分标准

流　程	要　　求	核心指标	重要指标	普通指标
素质要求	1. 服装整洁、仪表端庄（佩戴手表）			
核对	2. 医嘱核对（操作前、中、后）；患者信息双向核查			
评估	3. 了解患者病情、意识状态和合作程度			
	4. 观察尿液性状，评估患者导尿管在位、通畅情况			
	5. 向患者解释操作的目的和方法			
	6. 了解患者尿液常规检查的结果			
操作前准备	7. 洗手（六步法）、戴口罩，方法正确			
	8. 备齐用物，放置合理			
	9. 检查冲洗药液的质量		▲	
操作过程	10. 开生理盐水外包装，取打印的膀胱冲洗标签，贴标签（位置正确）			
	11. 消毒输液袋口（1 遍，压棉球）			
	12. 打开输液器，连接生理盐水			
	13. 连接玻璃接管，无菌纱布包裹			
	14. 协助患者取舒适卧位			
	15. 调节输液架高度，确保安全			
	16. 挂液，排气			
	17. 暴露尿管连接处，位置合适			

（续表）

流　程	要　求	核心指标	重要指标	普通指标
操作过程	18. 放置弯盘，止血钳夹闭尿管			
	19. 消毒导尿管冲洗侧腔 2 遍，方法正确（由内而外）			
	20. 取玻璃接管连接于导尿管侧腔			
	21. 松止血钳，撤弯盘			
	22. 打开冲洗管，调节滴速，冲洗速度适中	★		
	23. 悬挂膀胱冲洗牌			
	24. 冲洗过程中观察患者有无不适反应		▲	
	25. 打开尿袋，排出冲洗液，方法正确			
	26. 观察：引流是否通畅及引流液的色、质、量		▲	
	27. 告知操作过程中的注意事项			
操作后	28. 整理床单位，合理安置患者			
	29. 正确处置用物			
	30. 洗手、签名，记录方法正确			
总体评价	31. 动作轻巧、稳重、准确			
	32. 与患者交流时态度和蔼，语言文明			
	33. 注意隐私保护、保暖			
	34. 遵循无菌原则		▲	
	35. 操作流程熟练 <15 min			
理论知识	36. 回答全面、正确			

备注说明：标记"★"项为核心指标，标记"▲"项为重要指标，其余项均为普通指标。

动脉血标本采集技术操作流程及评分标准

·**定义**·采集患者动脉血标本的技术。

·**适应证**·

(1) 为诊断和治疗呼吸衰竭提供可靠依据。

(2) 监测有无酸碱平衡失调、缺氧和二氧化碳潴留。

(3) 为指导氧疗、调节机械通气的各种参数提供依据。

·**操作流程**·

素质要求 → 服装整洁，仪表端庄

↓

核对医嘱 → 双向核对后解释:"×床，×××，因××原因需要给您抽动脉血气了解一下动脉血中氧含量，近30 min有无喝热水、洗澡、运动？身体有什么不舒服吗？请让我检查一下好吗？"触摸动脉搏动情况并检查穿刺部位皮肤情况，了解有无吸氧或呼吸机参数情况（如选择股动脉请家属离开，屏风遮挡）

↓

评估

↓

教员：×床，×××，神志清楚，能配合护理操作，吸氧1 L/min（呼吸机参数），××部位动脉搏动较明显，局部皮肤完整（如能停止吸氧，即停20 min后抽取，不能停止吸氧的，需在血气申请单注明吸氧浓度）← 洗手、汇报

↓

动脉血气申请单、治疗盘、弯盘、安尔碘、棉签、无菌手套（口述：有效期及外包装）一次性血气针（口述：有效期及外包装）、垫枕（必要时）、治疗巾 ← 擦桌、洗手戴口罩、准备用物

↓

采血 → 核对患者信息，协助取舒适体位，暴露穿刺部位，注意保暖（股动脉注意保护患者隐私）、确定动脉及走向（股动脉穿刺者，下肢稍屈膝外展，充分暴露穿刺部位），消毒皮肤，范围大于5 cm（两次待干）、戴手套，消毒示指、中指，取干棉签，检查血气针回抽针栓至需要血量刻度（一般1 ml)，核对，确认穿刺点，迅速进针，动脉血自动顶入血气针内，拔针后立即将针尖斜面刺入橡皮塞或专用凝胶针帽隔绝空气，将血气针轻轻转动，使血液与肝素充分混匀。垂直按压穿刺部位5~10 min，并保持穿刺点的清洁和干燥。脱手套，再次核对

↓

整理床单位，妥善安置患者。通知标本送检 ← 操作后

↓

洗手、脱口罩签名、签时间

↓

整理用物、洗手

·注意事项·

（1）严格执行无菌操作技术，预防感染。

（2）患者穿刺部位应当压迫止血至不出血为止。

（3）若患者饮热水、洗澡、运动，需休息 30 min 后再取血，避免影响检查结果。

（4）做血气分析时血标本勿有空气，采血后针头立即刺入橡皮塞中防止空气进入。

（5）标本应当立即送检，以免影响结果。

（6）有出血倾向的患者慎采动脉血。

（7）在送检单上注明采血时间、吸氧方法及浓度、机械通气的潮气容积及呼吸频率等，作为测定结果的参照指标。

·相关知识·

（1）血气标本应采集动脉血，采集部位以桡动脉、股动脉常用，采集的血液最好是自动流入注射器内。

（2）桡动脉穿刺位置：前臂掌侧 2 cm，动脉搏动最明显处。

（3）股动脉穿刺位置：患者取仰卧位，下肢伸直，略外展外旋，以便充分暴露穿刺部位，动脉搏动最明显处。

·评分标准·

表 31-1　动脉血标本采集操作评分标准

流　程	要　　求	核心指标	重要指标	普通指标
素质要求	1. 服装整洁、仪表端庄（佩戴手表）			
核对	2. 医嘱核对（操作前、中、后）；患者信息双向核查		▲	
评估	3. 了解患者的身体状况、吸氧或呼吸机参数的设置			
	4. 解释采血的目的和要求			
	5. 评估采血部位皮肤及动脉搏动			

（续表）

流　程	要　　求	核心指标	重要指标	普通指标
操作前准备	6. 洗手、戴口罩（六步法）			
	7. 备齐用物，放置合理			
操作过程	8. 核对正确			
	9. 患者体位摆放正确、舒适			
	10. 暴露穿刺部位，确定动脉搏动位置		▲	
	11. 消毒皮肤范围、方法正确			
	12. 戴手套，方法正确			
	13. 消毒示指、中指，取干棉签			
	14. 检查血气针			
	15. 穿刺，一针见血（动脉血），血量适中	★		
	16. 拔针后立即将针尖隔绝空气	★		
	17. 将血液与肝素充分混匀，手法正确		▲	
	18. 垂直按压穿刺部位 5~10 min		▲	
	19. 脱手套			
操作后	20. 血标本处理正确，及时送检		▲	
	21. 整理床单位，合理安置患者			
	22. 告知患者采血后注意事项			
	23. 用物处理恰当			
	24. 洗手、签名，做好记录			
总体评价	25. 动作轻巧、稳重、准确			
	26. 与患者交流时态度和蔼，语言文明			
	27. 注意隐私保护、保暖			
	28. 遵循无菌原则			
	29. 操作熟练			
理论知识	30. 回答全面、正确			

备注说明：标记"★"项为核心指标，标记"▲"项为重要指标，其余项均为普通指标。

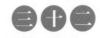

换药技术操作流程及评分标准

·定义·换药又称更换敷料，包括检查伤口、除去脓液和分泌物、清洁伤口及覆盖敷料。是预防和控制创面感染，消除妨碍伤口愈合因素，促进伤口愈合的一项重要操作。

·适应证·有伤口、创面的患者；手术后患者。

·操作流程·

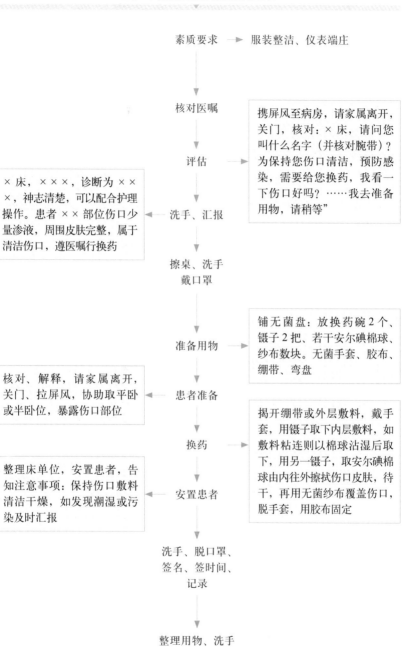

素质要求 → 服装整洁、仪表端庄

核对医嘱

评估 → 携屏风至病房，请家属离开，关门，核对：×床，请问您叫什么名字（并核对腕带）？为保持您伤口清洁，预防感染，需要给您换药，我看一下伤口好吗？……我去准备用物，请稍等"

×床，×××，诊断为×××，神志清楚，可以配合护理操作。患者××部位伤口少量渗液，周围皮肤完整，属于清洁伤口，遵医嘱行换药 ← 洗手、汇报

擦桌、洗手
戴口罩

准备用物 → 铺无菌盘：放换药碗2个、镊子2把、若干安尔碘棉球、纱布数块。无菌手套、胶布、绷带、弯盘

核对、解释，请家属离开，关门、拉屏风，协助取平卧或半卧位，暴露伤口部位 ← 患者准备

换药 → 揭开绷带或外层敷料，戴手套，用镊子取下内层敷料，如敷料粘连则以棉球沾湿后取下，用另一镊子，取安尔碘棉球由内往外擦拭伤口皮肤，待干，再用无菌纱布覆盖伤口，脱手套，用胶布固定

整理床单位，安置患者，告知注意事项：保持伤口敷料清洁干燥，如发现潮湿或污染及时汇报 ← 安置患者

洗手、脱口罩、签名、签时间、记录

整理用物、洗手

· 注意事项 ·

（1）严格执行无菌操作技术：凡接触伤口的物品，均须无菌。防止污染及交叉感染，各种无菌敷料从容器内取出后，不得放回，污染的敷料须放入弯盘或污物桶内，不得随便乱丢。

（2）换药次序：先无菌伤口，后感染伤口，对特异性感染伤口，如气性坏疽、破伤风等，应在最后换药或指定专人负责。

（3）特殊感染伤口的换药：如气性坏疽、破伤风、铜绿假单胞菌等感染伤口，换药时必须严格执行隔离技术，除必要物品外，不带其他物品，用过的器械要专门处理，敷料要焚毁或深埋。

（4）持镊应在上1/3处，并勿使镊子碰及非换药区，应掌握并使用双手持镊，保持一镊接触创面、一镊接触药碗和消毒敷料。使用过的棉球和纱布等物不可再放入消毒的换药碗内，而应放于另一个药碗中，两碗要严格区分。

· 相关知识 · 换药的目的如下。

（1）了解观察伤口情况，给予相应治疗处理。

（2）清洁伤口或创面，清除脓液、渗液及异物等。

（3）伤口局部用药，消毒、局限炎症，促进肉芽生长，帮助愈合。

· 评分标准 ·

表 32-1　换药技术操作评分标准

流　程	要　　　求	核心指标	重要指标	普通指标
素质要求	1. 服装整洁、仪表端庄（佩戴手表）			
核对	2. 医嘱核对（操作前、中、后）；患者信息双向核查			
评估	3. 评估患者的意识及配合程度			
	4. 评估患者伤口敷料及周围皮肤情况			
	5. 评估患者的病情及营养状况			
操作前准备	6. 洗手、戴口罩（六步法）			
	7. 备齐用物，放置合理			

(续表)

流　程	要　　求	核心指标	重要指标	普通指标
操作过程	8. 患者体位摆放正确、舒适			
	9. 揭开绷带或外层敷料，方法正确			
	10. 正确暴露伤口部位，观察伤口分泌物及伤口生长情况，选择合适的消毒液		▲	
	11. 戴手套，方法正确			
	12. 取镊子，取下内层敷料，方法正确			
	13. 取另一镊子，夹取适量消毒棉球			
	14. 消毒伤口周围皮肤，消毒范围、方法正确	★		
	15. 无菌纱布覆盖伤口			
	16. 脱下手套，方法正确			
	17. 用胶布固定伤口			
操作后	18. 整理床单位，合理安置患者			
	19. 告知患者换药后注意事项		▲	
	20. 用物处理恰当			
	21. 洗手、签名，做好记录			
总体评价	22. 动作轻巧、稳重、准确			
	23. 与患者交流时态度和蔼，语言文明			
	24. 注意隐私保护、保暖			
	25. 遵循无菌原则	★		
	26. 操作熟练			
理论知识	27. 回答全面、正确			

备注说明：标记"★"项为核心指标，标记"▲"项为重要指标，其余项均为普通指标。

静脉留置针技术操作流程及评分标准

·**定义**· 静脉留置针又称套管针，由生物材料组成，柔韧性好，管壁光滑，对血管刺激性小，保留时间长，可用于小儿、老人输液，也可用于静脉采血，能有效减轻患者痛苦，有利于临床治疗和抢救的一种护理技术。

·**适应证**·
(1) 需按时静脉注射药物的患者。
(2) 输液疗程长且使用无刺激性药物的患者。
(3) 血管健康的输液患者。
(4) 儿童患者、老年患者。

·**操作流程**·

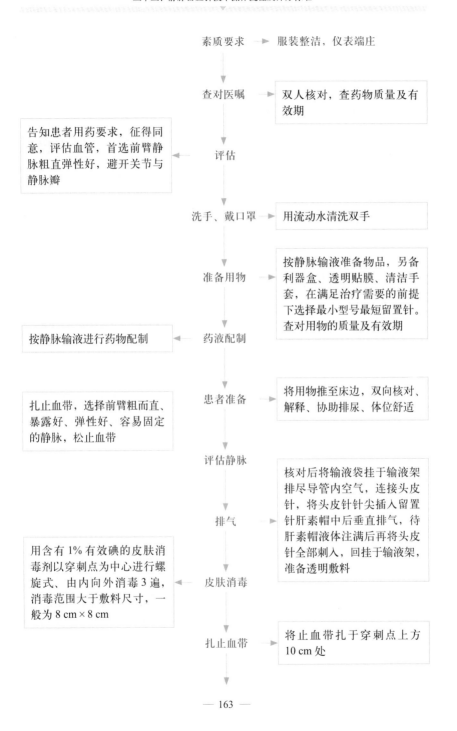

素质要求 → 服装整洁，仪表端庄

查对医嘱 → 双人核对，查药物质量及有效期

告知患者用药要求，征得同意，评估血管，首选前臂静脉粗直弹性好，避开关节与静脉瓣 ← 评估

洗手、戴口罩 → 用流动水清洗双手

准备用物 → 按静脉输液准备物品，另备利器盒、透明贴膜、清洁手套，在满足治疗需要的前提下选择最小型号最短留置针。查对用物的质量及有效期

按静脉输液进行药物配制 ← 药液配制

扎止血带，选择前臂粗而直、暴露好、弹性好、容易固定的静脉，松止血带 ← 患者准备 → 将用物推至床边，双向核对、解释、协助排尿、体位舒适

评估静脉

排气 → 核对后将输液袋挂于输液架排尽导管内空气，连接头皮针，将头皮针针尖插入留置针肝素帽中后垂直排气，待肝素帽液体注满后再将头皮针全部刺入，回挂于输液架，准备透明敷料

用含有 1% 有效碘的皮肤消毒剂以穿刺点为中心进行螺旋式、由内向外消毒 3 遍，消毒范围大于敷料尺寸，一般为 8 cm×8 cm ← 皮肤消毒

扎止血带 → 将止血带扎于穿刺点上方 10 cm 处

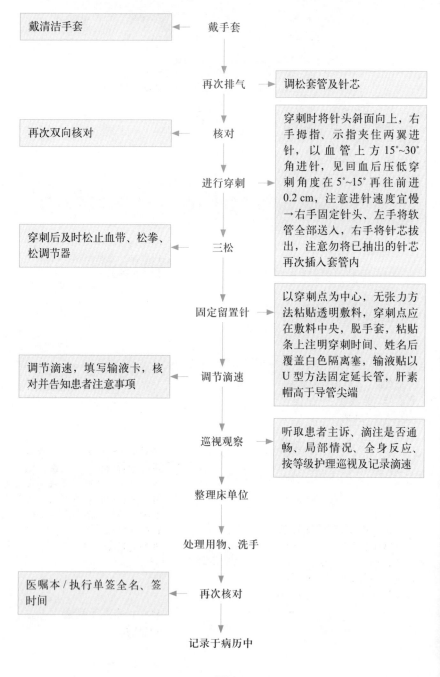

戴清洁手套 ← 戴手套

再次排气 → 调松套管及针芯

再次双向核对 ← 核对

进行穿刺 → 穿刺时将针头斜面向上，右手拇指、示指夹住两翼进针，以血管上方 15°~30° 角进针，见回血后压低穿刺角度在 5°~15° 再往前进 0.2 cm，注意进针速度宜慢 → 右手固定针头、左手将软管全部送入，右手将针芯拔出，注意勿将已抽出的针芯再次插入套管内

穿刺后及时松止血带、松拳、松调节器 ← 三松

固定留置针 → 以穿刺点为中心，无张力方法粘贴透明敷料，穿刺点应在敷料中央，脱手套，粘贴条上注明穿刺时间、姓名后覆盖白色隔离塞，输液贴以 U 型方法固定延长管，肝素帽高于导管尖端

调节滴速，填写输液卡，核对并告知患者注意事项 ← 调节滴速

巡视观察 → 听取患者主诉、滴注是否通畅、局部情况、全身反应、按等级护理巡视及记录滴速

整理床单位

处理用物、洗手

医嘱本 / 执行单签全名、签时间 ← 再次核对

记录于病历中

·注意事项·

（1）更换透明贴膜后，也要记录更换日期。

（2）静脉套管针保留时间可参照使用说明。

（3）每次输液前后应当检查患者穿刺部位及静脉走向有无红、肿、热、痛，询问患者有关情况，发现异常时及时拔除导管，给予处理。

（4）采取有效封管方法，保持输液通道通畅。

（5）液体与正压接头须用输液接头连接管连接，以防止发生输液管脱落。

（6）使用静脉留置针时要严格掌握留置时间。

·相关知识点·

（1）静脉留置针应避免留置在关节活动处。

（2）根据治疗用药，选择适宜血管置留置针。

·评分标准·

表 33-1　静脉留置针技术操作评分标准

流　程	要　　求	核心指标	重要指标	普通指标
素质要求	1. 服装整洁、仪表端庄（佩戴手表）			
核对	2. 医嘱核对（操作前、中、后）；患者信息双向核查；药液双人核对		▲	
评估	3. 了解病情（心脏功能，搭脉 30 s）；评估穿刺部位血管状况			
	4. 解释穿刺留置针的目的			
操作前准备	5. 洗手（六步法）、戴口罩，方法正确			
	6. 准备物品齐全，方法正确			
	7. 检查药品方法正确			
	8. 铺无菌盘方法正确			
	9. 消毒及开瓶方法正确			
	10. 抽液、加药方法正确（不余、不漏、不污染）			

（续表）

流　程	要　求	核心指标	重要指标	普通指标
操作过程	11. 协助患者采取合适卧位			
	12. 输注液体排气，调节器关闭			
	13. 备贴膜，置垫巾；扎止血带，确认穿刺点部位；松止血带			
	14. 佩戴清洁手套方法正确			
	15. 消毒皮肤（螺旋式，由内向外，直径 >8 cm，两次之间待干）			
	16. 再次扎止血带（穿刺点上方 10 cm，不跨越无菌区）			
	17. 连接留置针，再次排气成功（不超过 3 滴）			
	18. 嘱握拳；绷紧皮肤；进针			
	19. 穿刺成功	★		
	20. 松拳、松止血带			
	21. 撤除留置针内芯方法正确		▲	
	22. 固定留置针、无张力粘贴敷料		▲	
	23. 打开调节器，调整输液滴数			
	24. 标注留置针时间、穿刺者，做好标识			
	25. 粘贴输液贴膜方法正确			
	26. 填写输液巡视卡			
操作后	27. 整理床单位，合理安置患者			
	28. 宣教相关注意事项			
	29. 正确处置用物			
	30. 洗手、签名、签时间，记录方法正确			
总体评价	31. 动作轻巧、稳重、准确			
	32. 与患者交流时态度和蔼，语言文明			
	33. 注意隐私保护、保暖			
	34. 遵循无菌原则		▲	
	35. 操作流程熟练，时间 <15 min			
理论知识	36. 回答全面、正确			

备注说明：标记 "★" 项为核心指标，标记 "▲" 项为重要指标，其余项均为普通指标。

输液泵／微量泵技术操作流程及评分标准

·定义·输液泵/微量泵通常是机械或电子的控制装置，它通过作用于输液导管达到控制输液速度的目的。

·适应证·常用于需要严格控制输液量和药量的情况，如在应用升压药物，抗心律失常药物，婴幼儿静脉输液或静脉麻醉时使用。

·操作流程·

素质要求 → 服装整洁，仪表端庄

×床，×××，诊断为××
×，遵医嘱输××药物，该
药需要严格控制速度，我将
使用输液泵/微量泵，患者
××部位有静脉留置针，留
置时间为××，液体输入通
畅。穿刺处无红肿压痛、无
渗血渗液，透明敷料固定好。
患者意识清楚，能配合

洗手、核对医嘱

至患者处采用两种方法核对
后解释："×××，因××原
因需要给你静脉输××药
物，该药需要严格控制滴速，
所以我将给你使用输液泵/
微量泵。"观察留置针穿刺局
部皮肤及血管情况。"我去准
备物品，请稍等"

评估

洗手、汇报

输液泵备物：输液泵及配套
电源线（打开开关检查）、治
疗盘、根据医嘱配制的药液
接输液导管（有配制时间并
保留安瓿备查对）

擦桌、洗手、
戴口罩
准备用物

微量泵备物：微量泵及配套
电源线（打开开关检查）、治
疗盘、弯盘、根据医嘱抽好
药液的空针置于无菌巾内
（有配制时间并保留安瓿备查
对）、延长管

患者准备

核对，协助患者采取舒适卧
位，检查床栏是否安全

安全放置输液泵/微量泵，
连接电源线，开启电源；核
对医嘱，输液器/注射器接
延长管，排气，将输液器/
注射器正确安装在输液泵/
微量泵上

固定输液泵/
微量泵

连接

再次核对，将原有液体撤下，
将输液导管/注射器延长管
与留置针上的针头连接并妥
善固定

设定输液速度、输液量，并
启动运行

设定

核对、观察指导

观察有无输液反应；告知：
×××，您现在输入的液体
是××，使用输液泵/微量
泵会严格控制药物滴速，现
在是××ml/h，液体将在
××小时内输完，输液过程
中您的××部位不要剧烈运
动，不要随意搬动或调节输
液泵/微量泵，如有不适或
机器报警请及时打铃，我也
会经常来看你的

协助患者取舒适卧位，整理
床单位，记录巡视单

安置患者

洗手、观察记录

整理用物、洗手

·微量注射泵注意事项·

（1）正确设定注射药物速度及其他必要参数，防止设定错误延误治疗。

（2）护士随时查看微量注射泵的工作情况，及时排除报警故障，防止药物输入失控。

（3）注意观察穿刺部位皮肤情况，防止发生液体外渗，出现外渗及时给予相应处理。

（4）严格无菌操作，注射管路 24 h 更换。

（5）注射器上标明患者床号、ID 号、姓名，配制药物的药名、浓度、时间、剂量及配制者。

（6）遵医嘱调节注射速度，机器准确度 ±5%。

（7）加强巡回，做好记录，注意注射管道连接是否紧密。

（8）定期检查及保养，保持设备清洁干燥，防止药物滴入泵内造成机器失灵。可用酒精消毒机壳，消毒后至少等候 30 s 后再开机。

·输液泵注意事项·

（1）启动输液泵前检查管路安装是否合适、有无扭曲、接口松动及渗漏等情况。

（2）严密观察液体输注情况，防止空气栓塞的发生。

（3）报警原因：管路有气泡或排空、管路阻塞、输液完成、开门报警，电压不足。

（4）严密观察患者穿刺部位皮肤情况，防止发生液体外渗，一旦发生立即处理。

（5）经常巡视，注意输液泵的工作是否正常，及时发现和处理输液泵的故障。

（6）应规范使用输液泵，做好输液泵的保养和维修。

·评分标准·

表34-1 输液泵/微量泵技术操作评分标准

流 程	要 求	核心指标	重要指标	普通指标
素质要求	1. 服装整洁、仪表端庄（佩戴手表）			
核对	2. 医嘱核对（操作前、中、后）；患者信息双向核查		▲	
评估	3. 评估患者意识、合作程度，解释使用目的			
	4. 评估注射部位的皮肤及血管情况			
操作前准备	5. 洗手、戴口罩（六步法）			
	6. 备齐用物，放置合理			
	7. 确认仪器处于功能状态		▲	
操作过程	8. 患者体位摆放合理、舒适			
	9. 正确固定输液泵/微量泵			
	10. 连接电源，输液管置于输液泵槽内			
	11. 输液泵与输液器/微量泵与注射器安装正确		▲	
	12. 输液管/注射器连接管气体排尽			
	13. 消毒、连接、固定正确	★		
	14. 正确设置输入总量和速率	★		
	15. 调整输液泵/微量泵，启动运行		▲	
	16. 观察患者输液后的反应		▲	
	17. 告知输液泵/微量泵使用后注意事项			
操作后	18. 整理床单位，合理安置患者			
	19. 用物处理恰当			
	20. 洗手、签名，做好记录			
总体评价	21. 动作轻巧、稳重、准确			
	22. 与患者交流时态度和蔼，语言文明			
	23. 遵循无菌原则			
	24. 操作过程熟练			
理论知识	25. 回答全面、正确			

备注说明：标记"★"项为核心指标，标记"▲"项为重要指标，其余项均为普通指标。

血氧饱和度监测技术操作流程及评分标准

▼

·**定义**· 将血氧饱和度探头指套固定在患者指端，利用手指作为盛装血红蛋白的透明容器，使用波长 660 nm 的红光和 940 nm 的近红外光作为射入光源，测定通过组织床的光传导强度，来计算血红蛋白浓度及血氧饱和度。

·**适应证**· 应用于各种患者的血氧监护

·**操作流程**·

素质要求 → 服装整洁、仪表端庄

核对医嘱

至患者处双向核对后解释：为了解您是否有缺氧的情况，现在需要给您监测氧饱和度，请把您的左、右手伸出来我看一下好吗？我去准备一下，请稍等

评估

×床，×××，诊断为××，遵医嘱给予氧饱和度监测。周围环境光照条件好，无电磁干扰，现患者吸氧×× L/min，右手末梢温暖，指甲表面清洁，患者神志清，能配合操作

洗手、汇报

戴口罩、准备用物

床边备有备用心电监护仪、氧饱和度传感器并检测功能完好，清洁纱布 1 块、弯盘

双向核对，口述："物品已备好，现在给您监测氧饱和度。"连接电源，开启监护仪，选择 SPO₂ 探头放置位置，清洁患者局部皮肤和指（趾）甲及佩戴物品；调整波幅

测氧饱和度

调整报警限

根据病情设置血氧饱和度上下限，不能关闭报警声音。发现异常，及时处理、汇报

安置患者

整理床单位，注意保暖，诉：×××，现在血氧饱和度仪已接好，有什么不适请及时叫我，请您不要随意摘取传感器，我会定时观察局部皮肤和指（趾）情况，更换传感器位置；您和您的家人不要在监测仪附近使用手机，以免干扰监测波形

洗手、观察记录

解释说明；关机，断开电源；取下 SPO₂ 探头，皮肤护理；为患者保暖；整理床单位及用物

停止监测

洗手、记录

整理用物、仪器维护、洗手

·注意事项·

（1）根据患者病情，协助患者取平卧位或者半卧位。

（2）下列情况可以影响监测结果：患者发生休克、体温过低、使用血管活性药物及贫血等。周围环境光照太强、电磁干扰及涂抹指甲油等也可以影响监测结果。

（3）注意为患者保暖，患者体温过低时，采取保暖措施。

（4）观察患者局部皮肤及指（趾）甲情况，定时更换传感器位置。

（5）每日定时回顾患者 24 h 监测情况，必要时记录。

（6）正确设定报警界限，及时处理异常情况。

（7）对躁动患者，应当固定好探头位置，避免脱落、导线打折或缠绕。

（8）根据患者病情，协助患者取平卧位或者半卧位。

（9）下列情况可以影响监测结果：患者发生休克、体温过低、使用血管活性药物及贫血等。周围环境光照太强、电磁干扰及涂抹指甲油等也可以影响监测结果。

（10）注意为患者保暖，患者体温过低时，采取保暖措施。

（11）观察患者局部皮肤及指（趾）甲情况，定时更换传感器位置。

（12）每日定时回顾患者 24 h 监测情况，必要时记录。

（13）正确设定报警界限，及时处理异常情况。

（14）对躁动患者，应当固定好探头位置，避免脱落、导线打折或缠绕。

·评分标准·

表 35-1　血氧饱和度监测技术操作评分标准

流　程	要　　求	核心指标	重要指标	普通指标
素质要求	1. 服装整洁、仪表端庄（佩戴手表）			
核对	2. 医嘱核对（操作前、中、后）；患者信息双向核查			
评估	3. 了解患者意识状态和合作程度			
	4. 评估患者病情及局部皮肤、肢体功能、外周静脉输液部位、指甲状况			
	5. 向患者解释监测 SPO_2 的目的和方法			
	6. 评估周围环境：患者周围无电磁波干扰			

(续表)

流　程	要　求	核心指标	重要指标	普通指标
操作前准备	7. 洗手（六步法），方法正确			
	8. 备齐用物，放置合理			
	9. 确认监护仪、血氧饱和度传感器处于功能状态			
操作过程	**监测** 10. 连接监护仪电源并启动，正确输入患者信息			
	11. 正确连接血氧饱和度传感器			
	12. 选择合适的放置部位			
	13. 清洁局部皮肤和指甲			
	14. 佩戴血氧饱和度传感器，方法正确	★		
	15. 观察监测血氧饱和度数值，发现异常及时汇报		▲	
	16. 调整波幅及报警上下限，开启报警系统		▲	
	17. 观察：监测部位局部皮肤情况		▲	
	18. 宣教：告知监测过程中的注意事项			
	19. 洗手，记录监测值			
	停止监测 20. 解释，告知配合注意事项			
	21. 取下传感器，关闭监护仪电源			
	22. 清洁患者皮肤，并观察局部皮肤情况			
	23. 洗手，记录方法正确			
操作后	24. 整理床单位，协助患者取舒适体位			
	25. 整理用物，正确处置用物			
	26. 监护仪、传感器等清洁维护方法正确			
总体评价	27. 动作轻巧、稳重、准确			
	28. 与患者交流时态度和蔼，语言文明			
	29. 注意隐私保护、保暖			
	30. 遵循消毒隔离原则			
	31. 操作流程熟练＜15 min			
理论知识	32. 回答全面、正确			

备注说明：标记"★"项为核心指标，标记"▲"项为重要指标，其余项均为普通指标。